essentials

Essentials liefern aktuelles Wissen in konzentrierter Form. Die Essenz dessen, worauf es als „State-of-the-Art" in der gegenwärtigen Fachdiskussion oder in der Praxis ankommt. *Essentials* informieren schnell, unkompliziert und verständlich

- als Einführung in ein aktuelles Thema aus Ihrem Fachgebiet
- als Einstieg in ein für Sie noch unbekanntes Themenfeld
- als Einblick, um zum Thema mitreden zu können

Die Bücher in elektronischer und gedruckter Form bringen das Fachwissen von Springerautor*innen kompakt zur Darstellung. Sie sind besonders für die Nutzung als eBook auf Tablet-PCs, eBook-Readern und Smartphones geeignet. *Essentials* sind Wissensbausteine aus den Wirtschafts-, Sozial- und Geisteswissenschaften, aus Technik und Naturwissenschaften sowie aus Medizin, Psychologie und Gesundheitsberufen. Von renommierten Autor*innen aller Springer-Verlagsmarken.

Andreas Leschnik

Auditive Wahrnehmung

Grundlagen, Clinical Reasoning und Intervention im Kindes- und Jugendalter

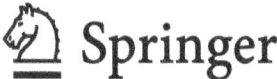

Andreas Leschnik
Völklingen, Deutschland

ISSN 2197-6708 ISSN 2197-6716 (electronic)
essentials
ISBN 978-3-662-71144-6 ISBN 978-3-662-71145-3 (eBook)
https://doi.org/10.1007/978-3-662-71145-3

Die Deutsche Nationalbibliothek verzeichnet diese Publikation in der Deutschen Nationalbibliografie; detaillierte bibliografische Daten sind im Internet über https://portal.dnb.de abrufbar.

© Der/die Herausgeber bzw. der/die Autor(en), exklusiv lizenziert an Springer-Verlag GmbH, DE, ein Teil von Springer Nature 2025

Das Werk einschließlich aller seiner Teile ist urheberrechtlich geschützt. Jede Verwertung, die nicht ausdrücklich vom Urheberrechtsgesetz zugelassen ist, bedarf der vorherigen Zustimmung des Verlags. Das gilt insbesondere für Vervielfältigungen, Bearbeitungen, Übersetzungen, Mikroverfilmungen und die Einspeicherung und Verarbeitung in elektronischen Systemen.
Die Wiedergabe von allgemein beschreibenden Bezeichnungen, Marken, Unternehmensnamen etc. in diesem Werk bedeutet nicht, dass diese frei durch jede Person benutzt werden dürfen. Die Berechtigung zur Benutzung unterliegt, auch ohne gesonderten Hinweis hierzu, den Regeln des Markenrechts. Die Rechte des/der jeweiligen Zeicheninhaber*in sind zu beachten.
Der Verlag, die Autor*innen und die Herausgeber*innen gehen davon aus, dass die Angaben und Informationen in diesem Werk zum Zeitpunkt der Veröffentlichung vollständig und korrekt sind. Weder der Verlag noch die Autor*innen oder die Herausgeber*innen übernehmen, ausdrücklich oder implizit, Gewähr für den Inhalt des Werkes, etwaige Fehler oder Äußerungen. Der Verlag bleibt im Hinblick auf geografische Zuordnungen und Gebietsbezeichnungen in veröffentlichten Karten und Institutionsadressen neutral.

Planung/Lektorat : Eva-Maria Kania
Springer ist ein Imprint der eingetragenen Gesellschaft Springer-Verlag GmbH, DE und ist ein Teil von Springer Nature.
Die Anschrift der Gesellschaft ist: Heidelberger Platz 3, 14197 Berlin, Germany

Wenn Sie dieses Produkt entsorgen, geben Sie das Papier bitte zum Recycling.

Was Sie in diesem *essential* finden können

- Grundlagen des physiologischen und neuronalen Hörens sowie der Wahrnehmungsverarbeitung
- Formen von auditiven Wahrnehmungsstörungen
- Hypothetisch-deduktive Clinical Reasoning für Kinder und Jugendliche mit auditiven Wahrnehmungsstörungen
- Interventionsmöglichkeiten für Kinder- und Jugendliche mit auditiven Wahrnehmungsstörungen

Inhaltsverzeichnis

1 **Hintergrund des Buches** 1

2 **Grundlagen des auditiven Systems** 3
   2.1 Physiologisches Hören 3
      2.1.1 Der Schall – Physik des Hörens 3
      2.1.2 Aufbau und Funktion des Ohrs 6
   2.2 Neuronales Hören 8

3 **Wahrnehmung** 13
   3.1 Definition von Wahrnehmung 13
   3.2 Sinnesphysiologie 15
   3.3 Auditive Wahrnehmungsverarbeitung 15

4 **Auditive Wahrnehmungsentwicklung bei Kindern** 21
   4.1 Pränatale Wahrnehmung 21
   4.2 Postnatale Wahrnehmung 21

5 **Auditive Wahrnehmungsstörungen bei Kindern** 25

6 **Hypothetisch-deduktives Clinical Reasoning** 29

7 **Interventionsmöglichkeiten** 39
   7.1 Aktueller Stand der Forschung 39
   7.2 Verbesserung der Fähigkeiten 40

Was Sie aus diesem *essential* mitnehmen können 45

Anhang 1: Adaptierter COPM-Bogen in Kombination mit der ICF 47

Anhang 2: Anamnesebogen zur Erfassung Auditiver Verarbeitungs- und Wahrnehmungsstörungen (AVWS) (nach der DGPP, 2019a, b) 51

Anhang 3: Hilfen für Eltern und Lehrer zum Verstehen, was „Auditive Verarbeitungs- und Wahrnehmungsstörungen (AVWS)" sind (nach der S1-Leitlinie, 2019) 55

Anhang 4: Empfehlungen für Eltern bei diagnostizierter AVWS (nach der S1-Leitlinie, 2019) 59

Anhang 5: Empfehlungen bei AVWS für den Schulunterricht (nach der S1-Leitlinie, 2019) 61

Anhang 6: Veränderungen der Klassenraumakustik (nach der S1-Leitlinie, 2019) 65

Literatur 67

Hintergrund des Buches 1

Das auditive System mit seiner physiologischen Reizaufnahme, Verarbeitung und Speicherung ist das zweitwichtigste Sinnessystem des Menschen. Das auditive System verarbeitet bis zu 13 % der Informationen über die Außenwelt. Es ist von der Physiologie und der Neuropsychologie ein gut erfasstes Sinnessystem. Deshalb ist es umso erstaunlicher, dass die ICD-10 hierfür zwar einen adäquaten Diagnoseschlüssel hat, aber keine Kriterien und Richtlinien für eine Diagnostik. Dabei soll doch die ICD-10 versuchen Begriffe für Krankheiten zu bilden. Gründe für Probleme heraus kristallisieren und eine Therapieidee entwickeln. Aber wie kann man eine Therapieidee entwickeln, wenn keine adäquaten Richtlinien vorhanden sind? Es bleibt einem als Behandler nichts anderes übrig, als im Trüben zu fischen. D. h. die Therapie kann dann zum einen aus Beobachtungen und Erzählungen aufgebaut werden. Das wäre dann ein narrativer Therapieansatz. Oder man nimmt standardisierte Testverfahren zur Hand. Die Subtests die zwei Standardabweichungen unterhalb des Leistungsniveaus liegen, könnten dann als Behandlungsansatz genommen werden. Das wäre dann ein psychometrischer Therapieansatz. Der psychometrische Ansatz therapiert allerdings nur eine Teilleistung. Bei diesem Therapieansatz ist der Effekt auf Partizipation und Umwelt nicht hoch. Die Kombination aus beiden Bereichen scheint dann doch eher sinnvoll zu sein. Aber das alles hört sich vage an und schnell begibt man sich auf den Pfad der Unsicherheit. Dieses Buch soll dazu dienen ein wenig Sicherheit im Umgang mit den auditiven Wahrnehmungsstörungen zu bekommen.

In Kap. 2 und 3 werden die Grundlagen des physiologischen/neuronalen Hörens und die Wahrnehmungsverarbeitung erklärt. Kap. 4 gibt einen kurzen Überblick über die kindliche Entwicklung des auditiven Systems. Kap. 5 zeigt auf, welche Formen von auditiven Wahrnehmungsstörungen es gibt. In

Kap. 6 zeigt das hypothetisch-deduktive Clinical Reasoning den Prozess zum Erstellen einer therapeutischen Diagnose. Das letzte Kapitel bietet Interventionsmöglichkeiten für die Therapie bei auditiven Wahrnehmungsstörungen von Kindern.

Grundlagen des auditiven Systems

2.1 Physiologisches Hören

2.1.1 Der Schall – Physik des Hörens

Bevor die Abläufe der auditiven Wahrnehmung, beginnend beim Ohr über die zentralneurologischen Prozesse bis hin zu den eigentlichen beobachtbaren Verarbeitungsanteilen, beschrieben werden, soll ein kurzer Blick auf den Schall geworfen werden. Denn ohne ihn und die physikalischen Eigenschaften, die hierbei eine Rolle spielen, bevor den menschliche Körper überhaupt ein ‚Geräusch' erreicht, gäbe es an dieser Stelle nicht die Möglichkeit, überhaupt die auditive Wahrnehmung zu verstehen.

Der adäquate Wahrnehmungsreiz für das Ohr ist der Schall. Er ist eine auf unterschiedliche Art erzeugte Energiewelle. In erster Linie entsteht sie durch elastisch schwingende Systeme, wie z. B. Stimmbänder, HiFi-Boxen oder Musikinstrumente. Diese Welle wird longitudinal in der Luft, aber auch in flüssigen und festen Medien weitergeleitet. Sie wird als Longitudinalwelle bezeichnet, da die Luftpartikel dabei nicht wegbewegt werden, sondern in einem sie umgebenden Bereich hin und her schwingen (vergleichbar mit einer Reihe von Pendeln), sodass sie ihren jeweiligen Nachbarn anstoßen und so die Energie weitergeben. In flüssigen und festen Medien funktioniert das Prinzip vergleichbar, jedoch deutlich träger. So entsteht der Begriff der mechanischen Schwingungen und Ausbreitung von Wellen. Diese Schwingungen werden für das menschliche Ohr dann hörbar, wenn innerhalb einer Sekunde mindestens 20, aber höchstens 20.000 Schwingungen stattfinden (nach Hellbrück & Ellermeier, 2004). Die Maßeinheit der Frequenz ist das Hertz (Hz). Die Werte hierbei schwanken in der Literatur; so liegt dieser Hörbereich nach H.P. Zenner (1994) zwischen 20 und 16.000 Hz,

© Der/die Autor(en), exklusiv lizenziert an Springer-Verlag GmbH, DE, ein Teil von Springer Nature 2025
A. Leschnik, *Auditive Wahrnehmung*, essentials,
https://doi.org/10.1007/978-3-662-71145-3_2

Birbaumer und Schmidt (2003) geben sogar zwei widersprüchliche Werte an (16–20.000 Hz/20–16.000 Hz). Schwingungen unterhalb des Hörbereichs bezeichnet man als Infraschall, Frequenzen oberhalb dieses Bereichs als Ultraschall. Die hörbaren Schallereignisse sind in Töne, Klänge und Geräusche unterteilt. Diese werden nach periodisch auftretenden Mustern klassifiziert. Der Ton bzw. Sinuston ist die einfachste periodische Schwingung (siehe Abb. 2.1). Sie kommt in unserer Umwelt so gut wie nicht vor, da auch einzelne Töne, wie von Vögeln oder Musikinstrumenten, noch zusätzliche Obertöne (ganzzahliges Vielfaches der Frequenz des Grundtons) besitzen. Diese lassen einen Ton für uns „rund" und harmonisch klingen. Die reinen Sinustöne werden bei Hörprüfungen genutzt, sie wurden früher mit Stimmgabeln mechanisch, heute jedoch elektronisch erzeugt. Klänge weisen ebenfalls periodische Muster auf, da sie einander überlagernde Töne sind. Die Muster sind über komplizierte mathematische Verfahren erkennbar (siehe Abb. 2.1). Erzeugt werden sie überwiegend von belebten Systemen, beispielsweise Tierlaute, Musik oder Vokale und stimmhafte Konsonanten der Sprache. Geräusche schließlich stellen aperiodischen Schall dar (siehe Abb. 2.1), hauptsächlich erzeugt von unbelebten Systemen in der Natur, wie das Rauschen von Wind und Wasser, das Rascheln von Laub, Grollen von Donner, Geräusche vieler Maschinen, aber auch die stimmlosen Konsonanten unserer Sprache.

Die Stärke einer Schallwelle heißt Schalldruck, sie ergibt sich aus der Amplitude (Auslenkung der Hörkurve abweichend von ihrem Ruhezustand) der Töne. Die Maßeinheit hierfür ist Pascal (Pa) und gibt die Schallintensität an. An dieser Stelle sei erwähnt, dass zum leichteren Verständnis der Thematik die grundlegenden physikalischen und mathematischen Gegebenheit und Rechnungen weggelassen wurden; nähere Informationen finden sich bei Hellbrück und Ellermeier (2004). Die große dynamische Breite des menschlichen Ohres führt bei Angaben von Schalldruck und Schallintensität zu großen Zahlen (10 hoch 16 W/cm^2 bis 10 hoch 4 W/cm^2), daher wird in der Medizin in der Regel der Schalldruckpegel angegeben. Die Maßeinheit hierfür ist Dezibel (dB) und nutzt

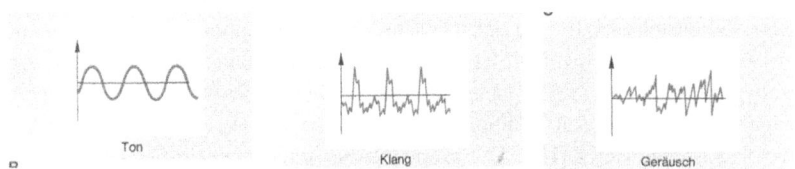

Abb. 2.1 Beispiele für den Schalldruckverlauf von Tönen, Klängen und Geräuschen. (Eigene Darstellung nach Birbaumer & Schmidt, 2003)

2.1 Physiologisches Hören

praktisch anwendbare Zahlenwerte zwischen 0 und 120 dB. Hierzu muss erwähnt werden, dass meist der Zusatz SPL (sound pressure level) seine Anwendung findet, um auszudrücken, dass es sich um den Hörbereich handelt. Lautstärke wird jedoch nicht nur durch den Schalldruck geprägt, sondern verändert sich auch subjektiv von Person zu Person bei unterschiedlichen Frequenzen (Tonhöhen). So entstehen Kurven gleicher Lautstärkepegel in unterschiedlichen Tonhöhen, auch hier gibt es wiederum eine vereinfachte Maßeinheit, um nicht zwei Werte angeben zu müssen: Das Phon. Der Mensch empfindet Lautstärkepegel zwischen 4 und 130 Phon. Interessanterweise liegt jedoch unsere Sprache nur in einem Bereich, der einen Bruchteil dessen darstellt, was das Ohr insgesamt leisten kann (siehe Abb. 2.2).

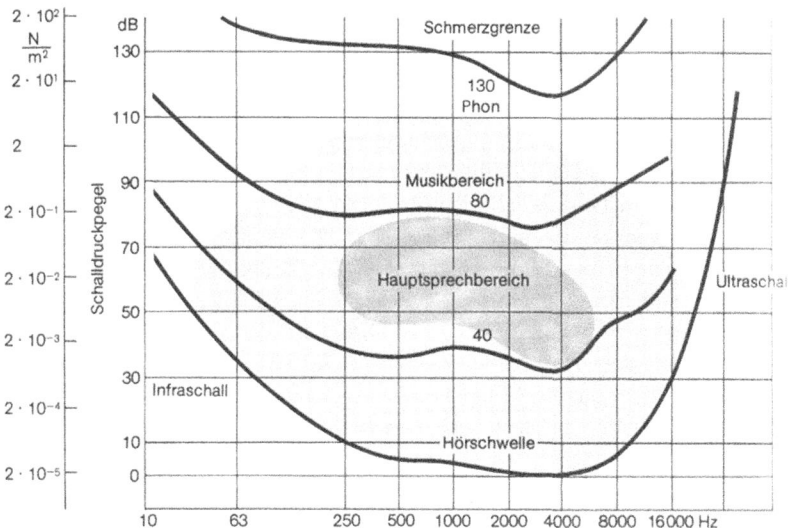

Abb. 2.2 Hörfeld mir Hauptsprachbereich. (Eigene Darstellung nach Bartels H. & Bartels R., 1991)

2.1.2 Aufbau und Funktion des Ohrs

Das Ohr ist in drei Bereiche gegliedert: Außenohr, Mittelohr und Innenohr. Das Außenohr umfasst die Ohrmuschel (Auricula) und den äußeren Gehörgang (meatus acusticus externus), der schon durch seine Resonanzwirkung Frequenzen im Bereich 2000 bis 4000 Hz verstärkt. Der leicht gebogenen Gehörgang (auch Ohrkanal genannt) ist beim Erwachsenen durchschnittlich 2,3 cm lang und hat einen Durchmesser von 6 bis 8 mm.

An den Ohrkanal schließt sich das Trommelfell (membrana tympani) an und stellt gleichzeitig die Grenze zwischen Außen- und Mittelohr dar. Es ist ein akustischer Druckempfänger, der die ankommenden Schallwellen in die Paukenhöhle (cavitas tympani) weiter gibt. Genau genommen ist an das Trommelfell die Kette der Gehörknöchelchen angekoppelt, die die Schallwellen weiterleiten, beginnend mit dem Hammer (malleus). Der Hammer ist mit dem Amboß (incus) verbunden. Die Fußplatte des nun angrenzenden Steigbügels ist beweglich im Ringband des ovalen Fensters aufgehängt. Aufgabe der Gehörknöchelchen ist es, beim Weiterleiten der Schwingungen die niedrigen Impedanzen der Luft an die hohen Impedanzen der Innenohrflüssigkeiten anzupassen. Sie erreichen dies durch bestimmte statische und dynamische Eigenschaften. Die Fläche der Steigbügelplatte ist beträchtlich kleiner (ca. 3.2 mm^2) als die des Trommelfells (Durchmesser von ca. 10 mm). Da *Druck = Kraft/Fläche* ist, wird durch die Gehörknöchelchen eine Druckerhöhung erreicht. Darüber hinaus wirken sie als Hebel. Dies soll den erhöhten Druck an der Steigbügelplatte noch weiter verstärken. Voraussetzung für diesen Ablauf ist, dass der atmosphärische Druck der Paukenhöhle dem Außendruck entspricht. Gewährleistet wird dies durch die eustachische Röhre, die das Mittelohr mit dem Rachenraum verbindet.

An den Gehörknöchelchen setzen zusätzlich zwei winzige Muskeln an: der Trommelfellspanner (musculus tensor tympani) und der Steigbügelmuskel (musculus stapedius). Sie haben Einfluss auf die Übertragungsfunktion des Schallleitungsapparates. Sie sind in der Lage, den Schalldruck abzuschwächen, indem der Trommelfellspanner bei Kontraktion stärker spannt, sodass der Widerstand gegen den ankommenden Schall erhöht wird. Der Steigbügelmuskel kippt bei Kontraktion den Steigbügel vom ovalen Fenster weg mit der Wirkung, dass der Schall nicht vollständig übertragen werden kann (Stapediusreflex). Diesen Muskeln kommt somit eine wichtige Schallschutzfunktion zu.

In dem sich nun anschließenden Innenohr können zwei Hauptteile unterschieden werden: Der Vestibularapparat (Endoorgan des Gleichgewichtssinn) und die Cochlea, die für die Hörwahrnehmung zuständig ist. Dem Aufbau nach gleicht

2.1 Physiologisches Hören

sie einem Schneckenhaus, das aus zweieinhalb Windungen besteht. Zum leichteren Verständnis stelle man sich das Schneckenhaus „entrollt" vor (Länge von ca. 35 mm), das dann die Form eines spitz zulaufenden Schlauches darstellt. Dieser Schlauch wird durch eine Trennwand in eine obere Hälfte (Scala vestibuli) und eine untere Hälfte (Scala tympani) aufgeteilt. Die Scala vestibuli grenzt mit dem ovalen Fenster an das Mittelohr an, die Scala tympani stößt mit dem sog. runden Fenster an das Mittelohr an.

Die kolbenartigen Bewegungen des Steigbügels auf die Bindegewebshaut des ovalen Fensters der Ohrschnecke (cochlea) löst nun wellenförmige Bewegungen der Flüssigkeit (Perilymphe), mit der die Scala vestibuli gefüllt ist, aus. Diese Lymphflüssigkeit ist inkompressibel und weicht daher aus. Dadurch wird die leicht bewegliche cochleäre Trennwand nach unten gedrückt und verdrängt dabei die Lymphflüssigkeit der Scala tympani. Dies ist möglich, da das runde Fenster mit einer elastischen Membran verschlossen ist, die ihrerseits nun eine Bewegung in Richtung des Mittelohrs vollziehen kann. Dies wiederum ist nur möglich, da dieses mit Luft gefüllt ist.

In der cochleären Trennwand wird bei diesem Verdängungskreislauf die Information an sich verarbeitet. Sie ist, was man erst bei starker Vergrößerung sehen kann, streng genommen ein dritter Schlauch (Scala media). Diese ist ebenfalls mit Lymphflüssigkeit gefüllt (Endolymphe). Die Unterseite ist die Basilarmembran, auf der sich Stützzellen befinden. Diese Stützzellen tragen die nun alles entscheidenden Hörsinneszellen. Sie besitzen an ihrem oberen Ende Sinneshärchen (Stereozilien), welche in drei Reihen außen gelegener Haarzellen (=äußere Haarzellen; ca. 12.000 Stk.) und eine Reihe inneren liegender Haarzellen (=innere Haarzellen; ca. 3500 Stk.) unterteilt sind. Diese Haarzellen, die Stützzellen sowie die Basilarmembran werden als Corti-Organ bezeichnet.

Die Membran in Angrenzung zur Scala vestibuli nennt sich Reissner-Membran, die Membran zur Scala tympani Tektorialmembran.

Bei den oben beschriebenen Verdrängungsmechanismen der Perilymphe der Scala vestibuli zur Scala tympani entsteht eine sog. Relativbewegung der Stereozilien. Die Haare werden abgeschert, wenn die cochleäre Trennwand nach oben und unten schwingt. Bis zu diesem Vorgang sind sich die Experten einig. Jedoch scheiden sich die Geister an der mechanischen Ursache für das Abscheren der Haarzellen. Landläufig wird vermutet, dass die Spitzen der Haarzellen Kontakt zur Tektorialmembran haben und somit ‚geschoben' werden. Die Theorie beginnt jedoch lückenhaft zu werden, bedenkt man die Tatsache, dass die inneren Haarzellen erwiesenermaßen kürzer sind als die äußeren. Hier nimmt man an, dass die Deflektion der äußeren Haarzellen zu einer Mitbewegung der inneren Haarzellen aufgrund der Flüssigkeitsverdrängung in dem schmalen Raum führt (Hellbrück & Ellermeier, 2004). Bei Bewegung der Haarzellen werden die angelagerten Nervenzellen erregt. An diesem Punkt wird das ursprünglich mechanische Signal in ein elektrisches Signal umgewandelt (transduziert). Genauere Abläufe werden im Abschn. 3.1 (Grundlagen der Wahrnehmung) beschrieben.

Die Druckbewegungen am ovalen Fenster bewirken Wellen (=Wanderwellen), die entlang der Basilarmembran laufen. Aufgrund der Elastizitätsbedingungen der Basilarmembran und der damit verbundenen Dämpfungseigenschaften steilen sich diese Wellen an unterschiedlichen Orten auf. Dies ist abhängig von der frequenzabhängigen Wellenlänge und der Wellengeschwindigkeit. Durch hohe Frequenzen ausgelöste Wanderwellen steilen sich bereits in der Nähe des ovalen Fensters auf. Die Wellen tieferer Frequenzen laufen weiter in Richtung der Schneckenspitze, und mittlere Frequenzen haben entsprechend ihren Höhepunkt in der Mitte der Cochlea. Unmittelbar nach ihrem Maximum fällt die Welle abrupt ab. Die Auslenkung der Basilarmembran an ihrem „höchsten" Punkt führt zu einer Scherbewegung an den dort angesiedelten Haarzellen und somit zu einer Reizung der entsprechenden Nervenfasern für eine bestimmte Frequenz.

Die nun ausgelöste Erregung wird über neuronale Bahnen zu besonderen Arealen in der Hirnrinde weitergeleitet. Es handelt sich hierbei um die **afferente Hörbahn,** auch innerer Gehörgang genannt. Die afferenten Nervenfasern stammen zu 90 % bis 95 % (je nach Literatur) von den inneren Haarzellen und nur zu 5 % bis 10 % von den äußeren. Parallel zu der afferenten Hörbahn besteht die **efferente Hörbahn** (zentrifugale Bahn), die sich vom Kortex bis zur Cochlea erstreckt. Der größte Teil (ca. 90 %) seiner Nervenfasern hat direkten Kontakt zu den äußeren Haarzellen; nur ein kleinerer Teil bildet Synapsen mit den afferenten Fasern, die an den inneren Haarzellen enden.

2.2 Neuronales Hören

Die **Transmitterfreisetzung** der inneren Haarzellen, die als Folge der Transduktionsprozesse auftritt, führt zu einer Kette neuronaler Erregung über den Hörnerv, den Hirnstamm und die Hörbahn bis zum auditorischen Cortex im Temporallappen. Die transduzierten Informationen des Schallsignals werden dadurch über mindestens 5–6 hintereinander geschaltete Neurone bis zum auditorischen Cortex weiter geleitet. Innerhalb der Neurone geschieht die Signalweiterleitung durch Nervenaktionspotentiale. Die Hörnervenfasern sind die ersten Neurone. In ihnen wird der Schallreiz durch die Entladungsrate, die Zeitdauer der Aktivierung

2.2 Neuronales Hören

sowie durch ihren Anschluß an frequenzspezifische Haarzellen kodiert. Die höheren Neurone der Hörbahn hingegen sind zunehmend auf komplexe Schallmuster (z. B.: Phoneme der Sprache) spezialisiert. Sie besitzen zusätzliche Interneurone und Kollaterale (=Vernetzungen), wodurch eine ausgedehnte neuronale Vernetzung des zentralauditiven Systems entsteht. Dadurch können sie beispielsweise den Nutzschall (z. B. eine sprachliche Information) aus einem Gesamtschallreiz herausfiltern und selektiv für die kortikale Beurteilung weiter leiten. Auch für das räumliche Hören besitzt das Gehirn hochspezialisierte Neurone. Sie reagieren auf Laufunterschiede auf den neuronalen Bahnen und Intensitätsunterschiede zwischen den Reizungen des rechten und linken Ohres (Birbaumer & Schmidt, 2003).

Der N. cochlearis verlässt das Innenohr durch den Inneren Gehörgang und zieht durch den Kleinhirnbrückenwinkel zum Hirnstamm. Seine afferenten Fasern teilen sich und ziehen zum Nucleus cochlearis ventralis als auch zum Nucleus cochlearis dorsalis. Vom hinteren (dorsalis) Teil des N. cochlearis entspringt eine Bahn, deren Fasern auf die andere Seite kreuzen und dort im lateralen Schleifenkern enden. Vom vorderen (ventralis) Teil des N. cochlearis geht eine Bahn aus, die zum Olivenkomplex der gleichen (ipsilateralen) und der gegenüberliegenden (kontralateralen) Seite zieht. Hier besteht also schon die erste Möglichkeit, akustische Signale, die auf beide Ohren einwirken, miteinander zu vergleichen. Die den nun zweiten Neuronen nachgeschalteten höheren Neurone verlaufen ebenfalls teilweise ipsilateral, teilweise kontralateral nach jeweils neuer Umschaltung zum Colliculus inferior und danach zum Corpus geniculatum mediale. Die sich daran anschließenden Afferenzen heißen Hörstrahlung (Radiato acustica) und ziehen direkt zur primären Hirnrinde (Heschl-Querwindungen) des Temporallappens.

Die efferenten Nervenfasern nehmen meist den gleichen Verlauf in umgekehrter Reihenfolge. Ab dem Olivenkomplex verlaufen sie namentlich als olivocochleäres Bündel auf der kontralateralen Seite bis zu den äußeren Haarzellen. Mithilfe der efferenten Fasern werden einige Funktionen der Cochlea vom Gegenohr oder vom ZNS gesteuert. Sie sind noch nicht in allen Einzelheiten bekannt. Eine Vorstellung ist, dass die Motilität der äußeren Haarzellen gesteuert wird. Das soll dem Schutz vor Schallschäden, der Kontrolle der mechanischen Arbeitsbedingungen der Cochlea, der verbesserten Signaldetektion vor Hintergrundgeräuschen sowie der auditorischen Aufmerksamkeit dienen. An dieser Stelle sei erwähnt, dass diese und andere Vermutungen, auch auf Innenohrebene (siehe Abscheren der Haarzellen), zahllosen Untersuchungen an lebenden Katzen als auch Affen, bzw. menschlichen Untersuchungen post mortem zu verdanken sind. Beide Verfahren lassen noch keine eindeutigen Schlüsse auf die entweder menschliche oder lebendig-humanoide Hörverarbeitung zu.

Die Kodierung der Schallinformationen im ersten und Teilen des zweiten Neurons war sehr einfach. Von vielen Neuronen wird zusätzlich vermutet, dass sie lediglich die primären Informationen von der Cochlea zum ZNS weitergeben. Ab den höheren Neuronen hingegen wird die Information schon verarbeitet und für die Auswertung in der Hörrinde vorbereitet. Letztlich erreicht nur ein überraschend kleiner Teil der gesamten ursprünglichen akustischen Informationen die Hörrinde. Dieser Teil der Schallinformation heißt Nutzschall. Der für den Menschen wichtigste Nutzschall ist die Lautsprache; die übrige Schallinformation (Hintergrundgeräusche oder Worte eines nichtinteressierenden Sprechers) wird im Verlauf der zentralen Schallinformationsverarbeitung weitgehend eliminiert. Eliminiert wird sie in dem Sinne, dass die grundsätzliche Eigenschaft der Mehrzahl der höheren Neurone nicht auf reine Sinustöne, sondern auf bestimmte Eigenschaften eines Schallmusters reagieren und somit manche Informationen schlichtweg nicht weitergeleitet werden. Ein zwingender Beweis hierfür sind die meisten Hirnläsionen (z. B. ein apoplektischer Insult), die die höheren auditorischen Neurone oder die Hörbahn schädigen. Die für den Menschen wichtigsten Schallmuster dürften die Phoneme der Sprache sein. In den Fällen, in denen die Sprachwahrnehmung gestört ist, können trotzdem Tonfrequenzen in der Regel unverändert wahrgenommen werden (Birbaumer & Schmidt, 2003).

Die Mechanismen der zentralen Schallinformationsverarbeitung sind in wesentlichen Einzelheiten noch unbekannt. Man weiß zwar, dass das Ortsprinzip der Cochlea und des Hörnervs bis zum auditorischen Cortex bestehen bleibt, allerdings scheinen die kollateralen Verschaltungen der Neurone auf ihrem Weg zur Hirnrinde für Verwirrung zu sorgen. Manche von ihnen wirken zusätzlich erregend auf andere Neurone und somit Areale, doch andere wiederum haben stark hemmende Wirkungen, sodass eine lineare Beobachtung kaum möglich zu sein scheint.

Dennoch werden einige Regionen auf der Hirnrinde für die Hörverarbeitung für zuständig gehalten:

Die Primären akustischen Projektionsfelder (Endigungsort der Hörstrahlung) liegen im Gyrus temporalis transversalis oder Henschlschen Querwindungen. Dort gibt es drei Projektionsfelder, die tonotop zur Cochlea aufgebaut sind; das erste ist für tiefe, das zweite für mittlere und das dritte für hohe Frequenzen zuständig. Die akustischen Rindenfelder sind auf der Außenfläche des Lobus temporalis angesiedelt. Auf dem Gyrus temporalis superior liegt übergreifend an die Area 41 die Heschlsche Querwindung mit den primären akustischen Projektionsfeldern. Angrenzend befindet sich die Area 42 mit dem sekundären akustischen

Rindenfeld, auch Wernicke-Sprachzentrum genannt, das für die Laut- und Geräuschempfindung zuständig ist. Daran grenzt die Area 22, die das Ton- sowie Wort- und Satzverständnis beinhaltet, d. h. hier findet die Analyse der Sprache statt.

Auf dem Gyrus temporalis medius liegt die Area 21, das sogenannte tertiäre akustische Rindenfeld, welches die akustische Aufmerksamkeit und Intention (Motivation, Anspannung, Anpassung) steuert.

Letztlich findet sich die Area 20 auf dem Gyrus temporalis inferior wieder; sie gehört der Einteilung nach auch zum tertiären Feld. Ihre Funktion wird der akustischen Erinnerung, dem Wort-, Musik- und Sprachverständnis zugeschrieben.

Wahrnehmung 3

3.1 Definition von Wahrnehmung

Wahrnehmungen beginnen in den Rezeptorzellen. Die meisten sensorischen Inputs nehmen wir als Empfindung wahr und identifizieren sie am Stimulusreiz. So assoziieren wir z. B. das Gefühl von Wärme mit der Sonne. Die entscheidenden Merkmale einer Empfindung sind Lokalisation und ihre Eigenschaften. Diese werden von bestimmten Neuronen des entsprechenden Nervensystems, den Sinnesrezeptoren und den Zellen des Zentralnervensystems verschlüsselt.

Die Rezeptorzellen der Peripherie sind über sensorische Fasern mit dem Rückenmark, dem Hirnstamm, dem Thalamus und der Großhirnrinde verbunden. Anfangs werden die sensorischen Informationen seriell verarbeitet. In jedem weiteren System arbeiten solche seriellen Verbindungen parallel zueinander. Mit diesen seriellen/parallelen Verbindungen konstruiert das Gehirn unsere Wahrnehmung der Außenwelt. Unser Gehirn zeichnet die Umwelt nicht in dreidimensionalen Fotos auf, sondern es konstruiert vielmehr interne Repräsentationen externer physikalischer Ereignisse. So wird z. B. ein Ereignis in einzelnen Komponenten gleichzeitig in getrennten Nervenbahnen analysiert und zu einem Ganzen zusammengefügt.

Die Rezeption der Stimuli läuft bei allen Sinnen unterschiedlich ab. Allerdings haben alle sensorischen Reize drei Komponenten gemeinsam:

1. Einen physikalischen Stimulus.
2. Eine Ereignisfolge, hier wird der Stimulus in Nervenimpulse übersetzt.
3. Eine Reaktion auf den Stimulus, in Form einer Wahrnehmung oder einer internen Repräsentation.

Unsere Wahrnehmungen unterscheiden sich qualitativ von den physikalischen Eigenschaften der Reize. Unser Nervensystem extrahiert aus einem Impuls nur bestimmte Informationen, andere werden weggefiltert. Diese Informationen werden dann mithilfe früherer Erfahrungen interpretiert. So empfangen wir z. B. Druckwellen, hören jedoch Worte. Geräusche (auch Farben, Geruch und Geschmack) sind mentale Konstruktionen. Diese existieren als solche nicht außerhalb unseres Gehirns.

Kandell (2007) fasst die wichtigsten Merkmale der Sinneswahrnehmung wie folgt zusammen: „…Modalität, Intensität, Dauer und Lokalisation sind die wichtigsten Merkmale der Sinneswahrnehmung" (S. 378). Diese Merkmale sollen nun kurz erläutert werden.

Modalität
Es gibt sieben Sinnes-Modalitäten, die z. T. auch der Laie kennt (sprichwörtlich: alle fünf Sinne beisammen haben). Diese sind:

1. Sehen
2. Hören
3. Gleichgewicht
4. Muskel- und Sehnenspindel
5. Berühren, Schmerz, Temperatur
6. Schmecken
7. Riechen

Die Modalität des Gleichgewichts und der Muskel-/Sehnenspindeln wurden zwar nicht im Volksmund verankert, spielen jedoch wie die übrigen eine wichtige Rolle bei der Wahrnehmung.

Intensität
Die Intensität der Wahrnehmung eines Reizes hängt von der Reizstärke ab. Die sog. sensorische Reizschwelle (niedrigste Intensität, welche ein Lebewesen registrieren kann), ist abhängig von Erfahrung, Ermüdung oder in welchem Zusammenhang der Reiz auftritt. Der Leipziger Physiologe Ernst H. Weber (1834) entwickelte hierfür eine Formel. Diese sagt aus, dass der Unterschied zwischen zwei Reizen als proportional zur Stärke des Vergleichreizes ansteigen muss, damit er wahrgenommen wird. So kann man leicht den Unterschied von 1 kg zu 2 kg wahrnehmen. Den Unterschied von 50 kg zu 51 kg wahrzunehmen, fällt jedoch schwer. Proportional gesehen müsste hier vom ersten zum zweiten Stimulus die Kilogrammzahl sich verdoppeln auf 100 kg, um diese leicht wahrzunehmen.

Tab. 3.1 Welche Informationen nehmen wir bevorzugt wahr. (Eigene Darstellung in Anlehnung nach Hofmann & Löhle, 2004)

Auge	83 %
Ohr	11 %
Geruch	3,5 %
Tastsinn	1,5 %
Gleichgewicht und Kinästhetik	0,9 %
Geschmackssinn	0,1 %

Dauer
Die Dauer einer Sinneswahrnehmung ist abhängig von der Dauer und der Stärke eines Reizes.

Lokalisation
Die Fähigkeit, den Ort eines Reizes zu lokalisieren, hängt davon ab, wie gut zwischen zwei nacheinander folgenden Reizen diskriminiert werden kann.

Welche Informationen nehmen wir bevorzugt wahr?
Unser Wahrnehmungssystem arbeitet so, dass den verschiedenen Sinnen verschieden große Bedeutung (siehe Tab. 3.1) bei der Informationsaufnahme zukommt.

3.2 Sinnesphysiologie

In der Sinnesphysiologie bezeichnet man als Sinnesmodalität Empfindungskomplexe wie Sehen, Hören, Riechen, Schmecken, Fühlen (mechanisches), Empfindung von Wärme und Kälte, Schmerz, Gelenkstellung und Lage im Raum. Tab. 3.2 zeigt die Modalitäten und die Sinnessysteme dazu.

3.3 Auditive Wahrnehmungsverarbeitung

Es zeigt sich also, dass die auditive Wahrnehmungsverarbeitung in eine grundlegende Basis des Hörens und in die zentralauditive Hörverarbeitung unterteilt ist. Deshalb sprich man auch von einer Auditiven Verarbeitungs- und Wahrnehmung (AVW). Wie schon beschrieben, sind diese Basiskomponenten Zeit, Qualität, Intensität und Raum.

Tab. 3.2 Modalitäten und Sinnessysteme

Modalität	Sinnessystem
Sehen	Visuelles
Hören	Auditives
Gleichgewicht	Vestibuläres
Tiefensensibilität	Propriozeptives
Oberflächensensibilität	Taktiles
Schmecken	Gustatorisches
Riechen	Olfaktorisches

Die **zeitliche Dimension** des Hörens wird, wie schon erwähnt durch die Dauer der Reizung erkannt. Ebenso einfach zeigen sich **Qualität** (Tonhöhe) und **Intensität** (Lautstärke) in ihrer Informationsvermittlung: Ein bestimmter Ton wird von den, jeweilig dafür zuständigen Nerven, in entsprechender Intensität weitergeleitet (siehe Tab. 3.3).

Die Dimension des Raums, schon komplexer in seinen Vorgängen, lässt den Menschen die Richtung einer Schallquelle lokalisieren (**Lokalisation**). Gewährleistet wird dies dadurch, dass eine Schallquelle immer beide Ohren reizt. Dabei treten Zeit- als auch Intensitätsunterschiede auf, die so über die grobe Richtung des Schalls entscheiden. Wie weit die Schallquelle entfernt liegt, und ob sie sich vor oder hinter dem Hörenden befindet, wird über die Klangfärbung entschieden.

Tab. 3.3 Auditive Aufmerksamkeitsarten. (Eigene Darstellung nach Medwetsky, 2011)

Art der Aufmerksamkeit	Erklärung
Preparatory attention	Vorausplanendes Lenken der Aufmerksamkeit auf bestimmten Stimulus
Rehearsal	Rehearsal Erhöhung der Speicherdauer im Arbeitsgedächtnis durch Wiederholung und Elaboration einer Information
Focused attention	Lenken der Aufmerksamkeit auf ein Signal in Ruhe oder im Störgeräusch
Selective attention	Lenken der Aufmerksamkeit auf einen bestimmten Stimulus unter vielen
Divided attention	Lenken der Aufmerksamkeit auf mehrere Stimuli gleichzeitig
Sustained attention	Aufrechterhaltung der Aufmerksamkeit über einen längeren Zeitraum
Vigilance	Motivation um auf ein bestimmtes Signal zu reagieren

3.3 Auditive Wahrnehmungsverarbeitung

d. h. durch Resonanzen und Reflektionen an Kopf und Ohrmuschel entsteht eine Differenzierung der Raum-Lage. Jedoch scheint der Aspekt der Klangfärbung ebenfalls noch nicht klar erforscht zu sein (H.-P. Zenner, 1994). Das Richtungshören ist somit nur bedingt eine Basisfähigkeit der auditiven Verarbeitung, da sie zu einem Großteil durch die Zeit und Intensitätsdimension erschlossen wird und frühestens ab der Verknüpfung beider Hörreize im Olivenkomplex analysiert werden kann. Je nach Literatur wird die Lokalisation auch in den Bereich der Zentral auditiven Verarbeitung eingeordnet.

Die Zentralauditive Verarbeitung befasst sich mit weiterführenden Prozessen die beispielsweise notwendig sind für die Analyse von Musik oder der Sprache.

Auch wenn im Laufe der Zeit einige, mitunter gegensätzliche Modelle entstanden sind, wiederholen sich einige Begrifflichkeiten und Grundeigenschaften.

Als Grundlegend wird ein Mindestmaß an Motivation angesehen, um überhaupt den Fokus auf einen Prozess oder Reiz lenken zu wollen. Dies gilt jedoch nicht als eine Zentralauditive Teilfunktion. Die notwendigen Teilfunktionen sollen folgend einzeln betrachtet werden, auch wenn sie in den alltäglichen Abläufen miteinander verknüpft sind und sich gegenseitig bedingen. Die Definition nach Einzelkomponenten ist besonders dann hilfreich, wenn es um die Erkennung von Schwerpunkten bei Störungen der Zentralauditiven Verarbeitung geht (N. Lauer, 2014).

Der Bereich der **Aufmerksamkeit** umfasst die Fähigkeit sich einem Stimulus bewusst zuwenden zu können, um diesen weiter zu verarbeiten. Er bildet so gesehen die Basis der anderen Teilfunktionen. Die generelle Wachheit oder Aktivierung (Arousal/Alertness) bildet dabei die erste Komponente. Die zweite Komponente bildet die selektive Aufmerksamkeit, welche in engem Zusammenhang mit der Konzentration steht. Hier müssen selektiv relevante Reize einer Aufgabe erfasst und irrelevante Reize unterdrückt werden. Der Prozess der selektiven Aufmerksamkeit kann sowohl automatisch (Kopfdrehen zur Schallquelle), als auch kontrolliert (bewusstes Hinwenden zum Gesprächspartner) ablaufen. Die selektive Aufmerksamkeit kann kurzzeitig oder mehrere Minuten dauern. Die Vigilanz oder Daueraufmerksamkeit wird als dritte Komponente des Aufmerksamkeitsprozesses betrachtet, hier wird die Aufmerksamkeit über einen längeren Zeitraum in Anspruch genommen (Fließbandarbeiter mit Qualitätskontrollen). Je mehr Teilung eine Aufmerksamkeit hat und je gleicher die zu behandelnde Aufgabe ist (Interferenz = für zwei Handlungen die gleiche Sinnesmodalität benutzen, z. B. Lesen und ein Hörspiel hören), umso mehr Fehler treten auf.

Die Fähigkeit, auditive Stimuli kurzfristig im Gedächtnis zu speichern, wird als **Speicherung** oder auditive Merkspanne bezeichnet. Dabei ist es absolut notwendig die Reize in der richtigen Reihenfolge (**Sequenz**) abzuspeichern. Diese

Teilfunktion der Sequenzierung ist besonders wichtig bei sprachlichen Prozessen. Es ist maßgeblich die Phoneme oder Silben eines Wortes in der richtigen Reihenfolge zu verarbeiten. Nach dem Zwei-Komponenten-Modell (Zimbardo, 1992) läuft der Speicherungsprozess wie folgt ab: Umweltreize gelangen für 1–2 s in den sensorischen Speicher, der über eine nahezu unbegrenzte Kapazität verfügt. Durch die Aufmerksamkeit auf einen Stimulus können diese in das Kurzzeitgedächtnis überführt werden, das einen temporären (vorübergehend) Arbeitsspeicher darstellt, in dem bewusste Arbeitsprozesse stattfinden. Hier werden ca. 7 Items (Einzelreize) etwa 20 s gespeichert. Durch Wiederholungen (subvokales rehearsal) und Bearbeitung der Daten können diese willkürlich länger im Kurzzeitgedächtnis gehalten werden, bevor sie verloren gehen, oder an das Langzeitgedächtnis weitergegeben werden. Maßgeblich beteiligt an diesen Prozessen sind also, das:

- Kurzzeitgedächtnis (Arbeitsgedächtnis)
- Mittelfristige Gedächtnis
- Langzeitgedächtnis

Die **Diskrimination** bzw. Differenzierung ist die Fähigkeit, Ähnlichkeiten und Unterschiede zwischen auditiven Stimuli, insbesondere Sprachlauten zu erkennen. Dabei können auditive Stimuli auf drei Ebenen diskriminiert werden: Die parasprachliche Ebene umfasst die Diskrimination auditiver Reize nach Dauer, Lautstärke und Tonhöhe. Auf suprasegmentaler Ebene werden Stimuli nach Dauer, Akzent und Intonation diskriminiert. Die segmentale Ebene diskriminiert Konsonanten und Vokale (siehe Tab. 3.4).

Bei der **Selektion,** die auch als Figur-Hintergrund-Unterscheidung bezeichnet wird, müssen Störgeräusche unterdrückt werden, um relevante Stimuli aufnehmen zu können. Je vielfältiger diese werden, desto komplexer wird die Aufgabe für den Hörenden.

Tab. 3.4 Diskriminierung auditiver Stimuli auf drei Ebenen. (Eigene Darstellung nach Lauer, 2014)

Ebene	Diskrimination auditiver Reize
Parasprachliche Ebene	Dauer, Lautstärke, Tonhöhe
Suprasegmentaler Ebene	Dauer, Akzent, Intonation
Segmentale Ebene	Zugrundeliegender phonetischer Merkmale

3.3 Auditive Wahrnehmungsverarbeitung

Die Fähigkeit, einzelne Elemente aus einer komplexen akustischen Gestalt herauszulösen, wird **Analyse** bzw. Identifikation genannt. Hier handelt es sich um das Herausziehen von Einzellauten oder Silben aus Wörtern, bzw. von Wörtern aus Sätzen. Dabei geht es nicht nur darum entsprechende Laute, Silben oder Wörter zu identifizieren, sondern auch um deren Positionsbestimmung. Diese sprachanalytische Fähigkeit wird erst kurz vor der Einschulung erworben.

Der mit der Analyse eng verbundene Prozess der **Synthese** meint die lautsprachliche Bildung eines Wortes aus Einzellauten oder Morphemen. Diese Fähigkeit wird in der Regel erst nach dem Erwerb sprachanalytischer Fähigkeiten erlernt.

Mit dem Begriff **Ergänzung** ist die Fähigkeit gemeint aus fragmentarischen akustischen Wörtern und Sätzen sinnvolle Einheiten zu bilden. Im Alltag müssen aus einer Vielzahl von Umweltgeräuschen genug relevante Informationen herausgehört werden, um einzelne Wörter oder Sätze zu verstehen bzw. sinnvoll zu ergänzen. Interessanterweise zeigt sich im praktischen Alltag, dass Kinder mit Schwächen in einem oder mehreren auditiven Teilbereichen, besonders ausgeprägte Fähigkeiten in der Ergänzung aufweisen.

Die letzten drei Bereiche gelten als maßgeblich für den Lese-/Schreiberwerb und werden erst um das sechste Lebensjahr entwickelt. Das Zusammenwirken der einzelnen Teilfunktionen der zentral auditiven Verarbeitung wird als intramodale Integration bezeichnet. Wie schon erwähnt läuft diese Verknüpfung aller Bereiche permanent ab und ist niemals linear oder einem speziellen Arbeitsmuster unterworfen (siehe Tab. 3.5).

Tab. 3.5 AVW aus phoniatrisch-pädaudiologischer Sicht. (Eigene Darstellung nach Nickisch, 2005 in: Böhme, 2008, S. 47)

Auditive Teilleistung	Bedeutung
Auditive Lokalisation	Erkennen der Richtung einer Schallquelle
Auditive Selektion	Herausfiltern informationsrelevanter Schallereignisse aus Störlärm
Binaurale Summation	Verschmelzung beidseits unterschiedlicher Frequenzspektrum eines Wortes
Auditive Separation	Auswerten auf jedem Ohr gleichzeitig einlaufender, aber unterschiedlicher Information (dichotisches Hören)
Sprachgebundene Zeitauflösung	Sprachverstehen bei erhöhtem Sprechtempo

(Fortsetzung)

Tab. 3.5 (Fortsetzung)

Auditive Teilleistung	Bedeutung
Hördynamik Spanne	Vom leisesten zum lautesten hörbaren Schallereignis
Psychoakustische Zeitverarbeitung	Erkennen und Differenzieren kürzester nonverbaler auditiver Ereignisse
Auditive Differenzierung	Unterscheiden von Hörereignissen auf Geräusch-, Klang- und Phonemebene
Auditive Identifikation	Erkennen von Hörereignissen auf Geräusch-, Klang- und Phonemebene
Auditive Analyse	Heraushören von Einzelelementen auf Silben-, Wort-, Satz- und Textebene
Auditive Synthese	Verknüpfen von Einzellauten zu Wörtern
Auditive Aufmerksamkeit	Lenken der Aufmerksamkeit auf Schallereignisse (Horchen) über einen längeren Zeitraum
Auditive Kurzzeitspeicherung	Merkfähigkeit (z. B. Geräusch, Wörter)
Auditive Sequenzierung	Speichern in korrekter Reihenfolge

Auditive Wahrnehmungsentwicklung bei Kindern

4.1 Pränatale Wahrnehmung

Etwa im mittleren Drittel der Schwangerschaft sind alle Sinnessysteme einigermaßen funktionsbereit; bis auf das Auge; es reagiert auf Stimuli eingeschränkter als die anderen Sinnessysteme. Spätestens ab dem 6. Lebensmonat sind alle Sinnessysteme voll entfaltet, mit der kognitiven Reifung und der Entwicklung brauchen diese im Prinzip nur differenzierte Anpassungen vorzunehmen. Die Reihenfolge der Entwicklungsbereiche ist: vestibulär, taktil, olfaktorisch bzw. gustatorisch, auditiv, visuell.

Das akustische System erlaubt es, bei 6 Monate alten Föten Bewegungen und Herzratenveränderungen durch akustische Stimulationen zu provozieren. Gegen Ende der Schwangerschaft ergeben sich differenzierte Reaktionen auf unterschiedliche vibroakustische Stimuli. Zwischen der 36. und 40. Schwangerschaftswoche ist das Gehör voll funktionstüchtig. Das Auge reagiert auf Stimuli eingeschränkter als die anderen Sinnessysteme.

4.2 Postnatale Wahrnehmung

Das auditive System ist wie bereits erwähnt voll ausgereift. In diesem frühen Stadium sind Säuglinge bereits in der Lage Phoneme unterschiedlicher Sprachen aufgrund ihrer physikalischen Merkmale zu unterscheiden. Ab der zweiten Hälfte des 1. Lebensjahres scheint diese Fähigkeit zugunsten einer Feinunterscheidung der bedeutungstragenden Phoneme der Muttersprache abzunehmen. Die wichtigsten Fortschritte in der auditiven Wahrnehmung sind im Verlauf des 1. Lebensjahres bei der Lokalisierung der Geräuschquelle zu verzeichnen. Auch wenn Säuglinge mit einem differenzierten akustischen Gehör ausgestattet sind und sie selbst feine Nuancen in komplexen Klangmustern erkennen könne, richtet sich doch ihre Hauptaufmerksamkeit auf die menschliche Sprache.

Die Ausreifung der Hörbahn ist in der Pubertät für die verschiedenen Abschnitte der Hörbahn abgeschlossen. Die Reifung caudaler Abschnitte der zentralen Hörbahn vollzieht sich vor den corticalen Arealen. Bis zum fünften Lebensjahr reifen Verknüpfungen zum Thalamus. Um das fünfte Lebensjahr zeigen Verbindungen zum Cortex erste Reifungszeichen. Bis zum 12. Lebensjahr reifen die intracorticalen und intrahemisphärischen Verbindungen. Die auditiven Teilleistungsfunktionen nehmen kontinuierlich zu wie z. B. die Entwicklung der auditiven Sensitivität und die Diskriminationsfähigkeit für hohe Frequenzen oder Aufmerksamkeitsleistungen (Lauer, 1999) (siehe Tab. 4.1).

Im Alter zwischen dem 1. und dem 15. Lebensjahr vollzieht das Kind eine stetig steigende Entwicklung der auditiven Wahrnehmung und legt in dieser Zeit zu Grund liegende Bausteine für die Zukunft. Das Entwicklungsgitter nach Prof. Dr. E. J. Kiphard Tab. 4.2 zeigt auf, welch differenzierte Fähigkeiten ein Kleinkind in verschiedenen Lebensmonaten erbringen sollte.

Tab. 4.1 Prä-, peri- und postnatale Reifung des Hörorgans bis zum 15. Lebensjahr. (Eigene Darstellung an Anlehnung nach Pujol et al., 2003 in: Böhme, 2008, S. 27)

Gestationswoche	
9	Schneckengang
10	Nervenfasern zu Sinnesepithel
11–12	Differenzierung der Haarzellen
12–13	Afferente Innervation der inneren Haarzellen
14–16	Vorübergehende Überproduktion von äußeren und inneren Haarzellen
18–20	Einsetzen der Funktion der Cochlea
20–28	Efferente Innervation der äußeren Haarzellen
22	Struktur des cortischen Organs
25	Reaktion des Fötus auf Schall; auditorisch evozierte Potenziale nachweisbar
28	Blinzel- und Startle-Reflex bei pulsierenden Ton
29–30	Otoakustische Emissionen nachweisbar
32	Histologische Entwicklung der Cochlea abgeschlossen
36 – Geburt	Cochlea voll ausgereift; otoakustische Emissionen nachweisbar; auditorisch evozierte Potenziale nachweisbar
1. Lj.	Ausgeprägte Myelinzunahme und Markscheidenreifung
15. Lj.	Hörbahnreifung abgeschlossen

4.2 Postnatale Wahrnehmung

Tab. 4.2 Ausschnitt aus dem Entwicklungsgitter E. Akustische Wahrnehmung. (Eigene Darstellung an Anlehnung nach Kiphard, 2021)

Optische Wahrnehmung	
½ Jahr (6 Monate)	1. ./. 2. ./. 3. Erschrickt bei lauten Geräuschen 4. Geräuschreaktion im Schlaf 5. Sieht Sprechenden an 6. Lauscht bei Gesang, Musik
1 Jahr (12 Monate)	7. Stoppt Weinen auf Zuspruch 8. Lauscht bei Schritten 9. Dreht Kopf beim Flüstern 10. Reagiert auf Schimpfen 11. Dreht Kopf direkt zum Ton 12. Versteht eine Wortdeutung
1½ Jahre (18 Monate)	13. Blickt zur genannten Person 14. Mundbewegung bei „ham" 15. Befolgt: „Komm zu mir" 16. Macht auf Geheiß „bitte" 17. Versteht: „Mund auf" 18. Reagiert auf seinen Namen
2 Jahre (24 Monate)	19. ./. 20. Zeigt 2 benannte Personen 21. Zeigt 4 benannte Dinge 22. Versteht: „möchtest du…?" 23. Versteht: Eia und Heia 24. Versteht: Teita (rausfahren)
2½ Jahre (30 Monate)	25. Kennt 20 Wortbedeutungen 26. Zeigt 8 benannte Dinge 27. Zeigt 4 benannte Personen 28. Versteh: wiedersehen, Tschüs 29. Befolgt: „Gib mir noch eins!" 30. Befolgt: „Leg Puppe heia!"

(Fortsetzung)

Tab. 4.2 (Fortsetzung)

Optische Wahrnehmung	
3 Jahre (36 Monate)	31. ./. 32. Versteht doppelte Ortsangabe 33. Zeigt 6 benannte Körperteile 34. Zeigt Tätigkeit im Bild 35. Hört zwei Schläge heraus 36. Befolgt: „Gib mir eins/viele!"
3½ Jahre (42 Monate)	37. Zeigt größer und kleiner 38. Zeigt rechts/links (auch falsch) 39. Zeigt auf rote Farbe 40. Zeigt eckig und rund 41. Hört Geschichte gespannt zu 42. Hört Vokal „a" heraus
4 Jahre (48 Monate)	43. ./. 44. ./. 45. Kennt Daumen, Zeigefinger 46. Befolgt: „Gib mir 2!" 47. Versteht: Morgens, abends 48. Zeigt alles was fliegt
4½ Jahre (54 Monate)	50. Versteht: Dünn/dick, gerade/krumm 52. Versteht: Mehr/am Meisten 54. Merkt sich einstellige Zahl für 1 min
5 Jahre (60 Monate)	56. Versteht: Schief, rau, flüssig 58. Zeigt 3 genannte Berufe 60. Hört Sinnwidriges heraus
5½ Jahre (66 Monate)	62. Versteht: Schnell/langsam 64. Zeigt 3 Oberbegriffe 66. Befolgt 3-teiligen Auftrag
6 Jahre (72 Monate)	68. Versteht: Schön/hässlich 70. Zeitbegriff: Gestern/Morgen 72. Zeigt Ellbogen, Knie, Ferse
6½ Jahre (78 Monate)	74. Hört Kategoriefremdes heraus 76. Zeigt 4 Farben, gibt 4 Stück 78. Raumbegriff: Vorletzter
7 Jahre (84 Monate)	80. Zeigt Mittel- und Ringfinger 82. Hört 5 Schläge heraus 84. Zeitbegriff: Vorgestern
7½ Jahre (90 Monate)	86. Kennt rechts vor links 88. Weiß Wortanfangsbuchstaben 90. Kennt Jahreszeiten

Auditive Wahrnehmungsstörungen bei Kindern

Schydlo (2001) hat belegt, dass ein Zusammenhang zwischen AVWS (Auditive Verarbeitungs- und Wahrnehmungsstörung) und einer Lese-Rechtschreibstörung gibt. Er stellte bei 67 % der LRS-Klienten (Lese-Rechtschreibstörung) eine AVWS fest. Das sind signifikante Zahlen, die auch schon direkt eine grundlegende Idee für eine Therapie festlegen.

Wir sprechen von einer Wahrnehmungsstörung, wenn die Reizaufnahme ab dem Rezeptor bis hin zur Verarbeitung auf der Großhirnrinde gestört ist. Tritt ein „Fehler" in diesem s.g. „bottom up" Prozess auf, liegt eine sensorische Verarbeitungsstörung vor. Diese ist aber leider nicht genau nachvollziehbar, auch nicht mit bildgebenden Verfahren oder mit einer Messung der Nervenimpulsgeschwindigkeit. Die bildgebenden Verfahren können nur die kortikalen Strukturen sichtbar machen. Leuchtet ein bestimmtes Areal bei einer Aktivität nicht auf, kann dies eine Hypothese für eine Dysfunktion in diesem Gebiet sein. Eine andere Hypothese wäre, ob der neuronale Pfad zum Areal defekt ist. Hier benutzt man dann die Messung der Nervenleitgeschwindigkeit. Es wird versucht herauszufinden, ob der Stimulus von der Rezeptorquelle im Areal ankommt. Wenn der Stimulus ankommt, weiß man, dass die Nervenbahn in Ordnung ist, aber noch lange nicht wie der Reiz zwischendurch verarbeitet wurde. Also ist unklar warum das Areal reagiert oder nicht reagiert. Vielleicht kommt der Reiz unverschlüsselt an und das Areal findet den Code dafür nicht? Es ist einfach in diesem Moment zu sagen, das Gehirnareal 41 hat eine Dysfunktion. Aber spätestens bei der Therapie wird man feststellen, wenn man die Randgebiete des defekten Areals aktivieren möchte, um eine neurophysiologische Kompensation herzustellen, dass dies nur bedingt möglich ist. Handelt es sich um Hirninfarkte mit Einblutungen, ist die Diagnose und die Therapie einfach. Besteht aber ein intakter Cortex und trotzdem stimmt etwas nicht mit der Verarbeitung, wird auch von einer Wahrnehmungsstörung gesprochen. Das ist eine Grauzone, da immer noch nicht viel über die subkortikale Verarbeitung des Gehirns bekannt ist, welches eine wesentliche Rolle bei der Verarbeitung von Sinnesreizen spielt. Um Wahrnehmungsstörungen besser zu verstehen, sollten wir uns folgende Fragen stellen:

1. Welche Modalität ist auffällig?
2. Wie Intensiv wird der Reiz erlebt?
3. Wie wird der Reiz unterschieden?
4. Welche Funktionen sind dadurch beeinträchtigt?

Zu 1: Welche Modalität ist auffällig?
In diesem *Essential* die auditive Modalität.

Zu 2: Wie intensiv wird der Reiz erlebt?
Auch dies erkennt man beim Kind sehr schnell. Zum einen kann das Kind am Reiz „kleben", d. h. es wiederholt den Stimulus exzessiv. Wie z. B. immer wieder die gleichen Geschichten oder die gleiche Musik hören. Dieses Verhalten kann man schnell einordnen, weil oft keine adäquate Handlung oder ein Wechsel stattfindet die mit dieser Stimulation verbunden ist. Das Gegenteil vom Kleben am Reiz, ist sich den Reizen überhaupt nicht auszusetzen, d. h. einen Stimulus zu vermeiden. Wie z. B. keine Geschichten oder Musik hören, hier werden Handlungen vermieden.

Man spricht hier von den dormanten und defensiven Kindern. Wobei die defensiven Kinder oftmals ein zu hohes und die dormanten Kinder ein zu niedriges Erregungsniveau (Arousal) haben.

Zu 3: Wie wird der Reiz unterschieden?
Reize im Alltag zu unterscheiden ist wichtig, damit man seine Umwelt erkennen kann. Wenn man z. B. in einer Gruppe steht und die Stimmen nicht unterscheiden kann, dann kann es passieren das man Gesprächen nicht richtig folgen kann und interpretiert Sprachinformationen falsch. Man reagiert also willkürlich auf einen Reiz, mal passt es mal passt es nicht. Irgendwann kann der Reiz vom Gehirn nicht mehr adäquat zugeordnet werden und es kommt zum Verknüpfen von falschen Handlungen zu einer Situation, ein s. g. Fehlverhalten. Die Sinnesmodalität der auditiven Wahrnehmung hat folgende Diskriminationsfähigkeiten, die hier zunächst oberflächlich aufgezählt werden.

- Hören: Reihenfolge, Ort, Tonhöhe, Lautstärke

Zu 4: Welche Funktionen sind dadurch beeinträchtigt?
Man kann an der o. g. Auflistung sehr schnell erkennen, dass nie nur ein Sinnessystem arbeitet, sondern dass es immer eine Verknüpfung von mehreren Sinnesmodalitäten gibt. Dies nennt man Intermodalität. Nehmen wir hierzu ein Beispiel: Wenn wir in der Gruppe stehen und versuchen den Gesprächen zu folgen, dann ergibt sich bei den Gesprächspartner manchmal eine Reihenfolge bei den Gesprächen, manchmal wird auch etwas hinzugefügt oder die Teilnehmer sprechen mal leiser oder lauter. Es kommt auch darauf an, wie weit man zueinander steht. Knallt es plötzlich ganz laut im Raum, drehen wir unseren Kopf (Zusammenspiel des proprioceptiven und vestibulären Systems) und versuchen mit den Augen den Ort zu lokalisieren um die Quelle des Knalls zu erfassen und zu verstehen.

Bei der zentral-auditiven-Wahrnehmungsstörung können folgende Funktionsstörungen auftreten:

- Aufmerksamkeit
- Speicherung
- Sequenz
- Lokalisation
- Diskrimination
- Selektion
- Analyse
- Synthese
- Ergänzung
- Integration

Hypothetisch-deduktives Clinical Reasoning

Um eine Diagnostik in eine logische Reihenfolge zu bringen, wird nachfolgend das hypothetisch-deduktive Clinical Reasoning mit seinen sechs Schritten eingesetzt.

Pre-Assessment-Image
Im Pre-Assessment-Image haben wir drei Beobachtungskriterien:

a) Name
b) Alter
c) Diagnose

Zu a: Name
Der Name gibt einen Hinweis auf das Geschlecht des Patienten. Zudem gibt der Name einen Hinweis zur Prävalenz beider Geschlechter. Über die Prävalenz und Inzidenz liegen für viele Teilleistungsstörungen keine verlässlichen Daten vor. Das liegt daran, dass die auditive Wahrnehmung zu schwammig definiert ist. Böhme (2008) spricht von einer internationalen Prävalenz 2–3 % der schulpflichtigen Kinder. Der männliche Anteil überwiegt mit einem Verhältnis von 2:1. Andere Autoren publizieren Zahlen von bis zu 20 % hin.

Zu b: Alter
Das Alter gibt uns zum einen an, wo das Kind in seiner Entwicklung der auditiven Wahrnehmung stehen müsste und wie schwer es betroffen sein könnte. Zum anderen in welchen Institutionen (Kiga, Schule, zu Hause etc.) es sich befindet. Dies hilft uns einzuordnen, woher das Problem kommen und wie gravierend es sein könnte.

Zu c: Diagnose
Die auditive Wahrnehmungsstörungen sind in der ICD 10 im Kapitel V unter der Schlüsselnummer F80,- (Umschriebene Entwicklungsstörung des Sprechens und der Sprache) zu finden. Die ICD-10 (BfArM, 2025) definiert hier wie folgt:

> Es handelt sich um Störungen, bei denen die normalen Muster des Spracherwerbs von frühen Entwicklungsstadien an beeinträchtigt sind. Die Störungen können nicht direkt neurologischen Störungen oder Veränderungen des Sprachablaufs, sensorischen Beeinträchtigungen, Intelligenzminderung oder Umweltfaktoren zugeordnet werden. Umschriebene Entwicklungsstörungen des Sprechens und der Sprache ziehen oft sekundäre Folgen nach sich, wie Schwierigkeiten beim Lesen und Rechtschreiben, Störungen im Bereich der zwischenmenschlichen Beziehungen, im emotionalen und Verhaltensbereich.

Unter F80.2 (Rezeptive Sprachstörung) definiert die ICD-10 (BfArM, 2025) folgendes:

> Eine umschriebene Entwicklungsstörung, bei der das Sprachverständnis des Kindes unterhalb des seinem Intelligenzalter angemessenen Niveaus liegt. In praktisch allen Fällen ist auch die expressive Sprache deutlich beeinflusst, Störungen in der Wort-Laut-Produktion sind häufig.

Unter der F 80.20 (Auditive Verarbeitungsstörung- und Wahrnehmungsstörung AVWS) gibt es keinerlei diagnostische Kriterien in der ICD-10 mehr.

Im multiaxialen Klassifikationsschema für psychische Störungen im Kindes-Jugendalter nach ICD-10 der WHO findet man unter der Diagnose F82.2 (rezeptive Sprachstörungen) folgende diagnostische Leitlinien:

> Fehlende Reaktion auf vertraute Namen (bei Abwesenheit nichtverbaler Zeichen) zum ersten Geburtstag, eine Unfähigkeit, wenigstens ein paar häufig vorkommende Gegenstände im Alter von achtzehn Monaten zu bezeichnen, oder Unvermögen im Alter von zwei Jahren, einfachen Routineinstruktionen zu folgen, sind als deutliche Hinweise auf eine Entwicklungsverzögerung zu werten. Spätere Schwierigkeiten sind die Unfähigkeit, grammatikalische Strukturen zu verstehen (Verneinungen, Fragen, Vergleiche usw.) und mangelndes Verständnis von subtileren Aspekten von Sprache (Stimmlage, Gestik usw.)...Kinder mit den schwersten Formen rezeptiver Sprachbeeinträchtigung können in ihrer sozialen Entwicklung verzögert sein, und sie können Sprache, die sie nicht verstehen, echoartig wiederholen und ein eingeschränktes Interessenmuster zeigen. Dennoch besitzen sie einen normalen sozialen Ausdruck, normales >So tun als ob< Spiel, übliche Inanspruchnahme elterlichen Zuspruchs, einen beinahe normale Gebrauch der Gestik und lediglich leichte Beeinträchtigung der nichtsprachlichen Kommunikation. Ein geringgradiger Hörverlust im Hochfrequenzbereich ist nicht selten, doch reicht der Grad der Hörschwäche nicht aus, um die Sprachbeeinträchtigung zu klären.

6 Hypothetisch-deduktives Clinical Reasoning

Die diagnostischen Kriterien des Im multiaxialen Klassifikationsschema für psychische Störungen im Kindes-Jugendalter nach ICD-10 der WHO lautet wie folgt:

A) Mit einem standardisierten Test erfasstes Sprachverständnis, das unterhalb der Grenze von zwei Standardabweichungen für das Alter des Kindes liegt.
B) Das mit einem standardisierten Test erfasste Sprachverständnis liegt mindestens eine Standardabweichung unter dem normalen IQ.
C) Fehlen von neurologischen, sensorischen oder körperlichen Beeinträchtigungen, die direkt den Gebrauch der gesprochenen Sprache betreffen, kein Vorliegen einer tiefgreifenden Entwicklungsstörung (F84,-).
D) Häufigstes Ausschlusskriterium; Nonverbaler IQ unter 70 in einem standardisierten Test.

Was können wir darauf schließen? Das die ICD-10 und das multiaxiale Klassifikationsschema hier zwingend neue Forschungsergebnisse nachtragen müssen, um eine klare Verschlüsselung zu gewährleisten. Nachdenklich stimmt, dass von der vierten Auflage (2001) des Multiaxialen Klassifikationsschema zu der aktuellen siebten Auflage (2017), keinerlei aktualisierte, geschweige denn wissenschaftlich evaluierte Ergänzungen zum Thema der verbalen Lernstörungen hinzugefügt wurde. Die Frage die sich hier einem stellt: Wie das möglich ist? Wo sich doch das medizinische Wissen alle zwei Jahre verdoppelt!

Für Vorschulkinder bleibt dann nur noch der Diagnoseschlüssel F80.20 übrig. Das dies mal wieder alles sein kann oder überhaupt nichts, trägt überhaupt nicht dazu bei zielgerichtet therapieren zu können, dabei hat doch die ICD-10 folgende Aufgabe: „… Die ICD-10 versucht Begriffe für Krankheiten zu bilden, aber auch den Grund für Probleme heraus zu kristallisieren. Sie dient der Einteilung in Diagnosen und soll eine Therapieidee entwickeln (DIMDI, 2025)…"

Da wir nun nicht genau wissen, welchen Diagnoseschlüssel wir wählen sollen, wir aber mittlerweile Wissen, dass es auditive Wahrnehmungsstörungen gibt und das auditive System zu 11 % unsere Verarbeitung im Gehirn beeinflusst, stellt sich nun folgende Frage: Welche diagnostischen Kriterien erscheinen nun sinnvoll? Folgende Kriterien könnten angemessen sein:

1. Mit einem standardisierten Test erfasstes Sprachverständnis, das unterhalb der Grenze von zwei Standardabweichungen für das Alter des Kindes liegt.
2. Die beschriebene Störung behindert eine Schulausbildung oder alltägliche Tätigkeiten
3. Keine diagnostizierte neurologische Störung.

4. Keine körperliche Beeinträchtigung.
5. Häufigstes Ausschlusskriterium: Nonverbaler IQ unter 70 in einem standardisierten Test

Über das Ausschlusskriterium: Keine sensorische Störung muss noch einmal nachgedacht werden. Wenn es sich um eine Auditive Verarbeitungs- und Wahrnehmungsstörung handelt, dann ist irgendetwas auf dem Weg vom Innenohr; d. h. von den Rezeptorzellen; bis hin zur zentralen Verarbeitung kortikal nicht in Ordnung. Das wäre dann eine sensorische Störung! Warum das ein Ausschlusskriterium ist, kann logisch nicht mehr nachvollzogen werden.

Für eine Diagnose einer AVWS fasst Kiese-Hummel (2008) folgende Inklusions- und Exklusionskriterien nach Nikisch et al. (2007) in Tab. 6.1 zusammen:

Arbeitshypothese
Wie könnte die erste Arbeitshypothese aussehen?
„Hat das Kind eine auditive Wahrnehmungsstörung? Und wenn ja, welche?"
Und wenn das Kind schon zur Schule geht, wäre hier die Frage zu klären: „Warum kommt das Kind erst jetzt in die Therapie?"

Cue Acquisition
Bei der Cue Acquisition haben wir drei Beobachtungskriterien:

a) Befragung
b) Beobachtung
c) Untersuchung

Tab. 6.1 AVWS-Inklusions- und Exklusionskriterien. (Eigene Darstellung nach Kiese-Himmel, 2007)

Inklusionskriterien	Exklusionskriterien
Störungen zentraler Prozesse des Hörens	Periphere Hörstörung
Lokalisation	Einschränkungen in der allgemeinen Intelligenz
Diskrimination	Generelle perzeptive Dysfunktion
Identifikation	Modalitätsübergreifende Gedächtnisstörung
Selektion	Sprachentwicklungsstörungen
Zeitliche Verarbeitung	Aktivitäts- oder Aufmerksamkeitsstörung

Zu a.: Befragung

Die Befragung erfolgt in 2 Schritten:

1. Qualitativ: Narratives Interview und COPM-Bogen (siehe Anhang 1)
2. Quantitativ: Fragebogen AVWS (siehe Anhang 2)

Zu b.: Beobachtung

Der Patient wird in verschiedenen Sozialformen (Institution, zu Hause) in seiner:

- Funktion (auditive Wahrnehmung), in seiner Partizipation und mit dem Einfluss der Umweltfaktoren

beobachtet.

Zu c.: Untersuchung

Die Untersuchung dient der Differentialdiagnostik, um andere Krankheitsbilder auszuschließen.

- Neurologische Störungen
- Physiologische Sehstörungen
- Nonverbaler IQ < 70

Hypothesenbildung

Ein Beispiel für eine Hypothese könnte sein:

Hypothese 1:

- „**Immer wenn** man das Kind anspricht, **dann** versteht es die Wörter schlecht!"

These:

- Das Kind hat eine auditive Diskriminationsstörung.

Antithese:

- Das Kind hat keine auditive Diskriminationsstörung.

Oft müssen bei Kindern mehrere Hypothesen gebildet werden:

Hypothese 2:
„**Immer wenn** man das Kind anspricht, **dann** versteht es die Wörter schlecht!"

These:

- Das Kind hat eine auditive Aufmerksamkeitsstörung.

Antithese:

- Das Kind hat keine auditive Aufmerksamkeitsstörung.

Hypothesen können auch auf andere Störungen hinweisen:

Hypothese 3:
„**Immer wenn** man das Kind anspricht, **dann** versteht es die Wörter schlecht!"

These:

- Das Kind hat eine selektive Aufmerksamkeitsstörung.

Antithese:

- Das Kind hat keine selektive Aufmerksamkeitsstörung.

Cue Interpretation
Bei der Cue Interpretation kommen standardisierte Fragebögen und/oder Testverfahren, zum Überprüfen von:

- Funktion
- Partizipation
- Einfluss der Umweltfaktoren

zum Einsatz.

Hier müssen wir auf die ICF-CY (Internationale Klassifikation der Funktionsfähigkeit, Behinderung und Gesundheit von Kindern und Jugendlichen) zurückgreifen. Denn nur die Kombination der ICD-10 und der ICF-CY kann eine optimale Diagnose und therapeutische Interventionen ermöglichen.

In b156 Funktion der Wahrnehmung heißt es: Spezifische mentale Funktionen. Die die Erkennung und Interpretation sensorischer Reize betreffen. Das ist der logische Beweis dass das Ausschlusskriterium des Multiaxiale Klassifikationsschemas; keine sensorische Störung; falsch ist.

Unter **b1560** Auditive Wahrnehmung, wird die Funktionsstörung wie folgt definiert: Mentale Funktionen, die an der Unterscheidung von Geräuschen, Tönen, Tonhöhe und anderen auditiven Reizen beteiligt sind. In diesem Funktionsbereich geht es also um die mentalen Funktionen. Zu den mentalen Funktionen zählen z. B. die Funktionen der Aufmerksamkeit, die Funktionen des Gedächtnisses (Kurz- und Langzeitgedächtnis), fluide Fähigkeiten (z. B. Schlussfolgerndes Denken, Handlungsplanung) und kristalline Fähigkeiten (z. B. lexikalisches und grammatisches Wissen) sowie die Wahrnehmungsverarbeitung.

Bei der **b230** Funktionen des Hörens (Hörsinn) geht es um Sinnesfunktionen bezüglich der Wahrnehmung von Tönen oder Geräuschen und der Unterscheidung von deren Herkunftsort, Tonhöhe, Lautstärke und Qualität, wie:

b2300 Schalwahrnehmung
Sinnesfunktionen, die die Wahrnehmung von Tönen oder Geräuschen betreffen.

b2301 Auditive Differenzierung
Sinnesfunktionen, die die Wahrnehmung von Tönen oder Geräuschen betreffen, deren Abgrenzung von Hintergrundgeräuschen, die Zusammenführung auf beide Ohren getrennt einwirkenden Schall zu einem Ganzen (binaurale Synthese) sowie die Trennung und Mischung von Tönen und Geräuschen.

b2302 Ortung der Schallquelle
Sinnesfunktionen, die das Erkennen gesprochen Sprache und die Unterscheidung dieser von anderen Tönen oder Geräuschen betreffen.

b2304 Sprachdifferenzierung
Sinnesfunktionen, die das Erkennen gesprochener Sprache und die Unterscheidung dieser von anderen Tönen oder Geräuschen betreffen.

Die Aufmerksamkeit und die Speicherung müssen getrennt beachtet werden. Sie können auf eine Aufmerksamkeits- und/oder Gedächtnisstörung hinweisen.

Welche Screenings und welche Testverfahren setzte ich nun bei einer AVWS ein? Die S1-Leitlinie (2019) zur AVWS; herausgegeben von der deutschen Gesellschaft für Phoniatrie und Pädaudiologie; äußert sich über Screening-Verfahren wie folgt:

Screening-Tests sind streng und ausschließlich als solche, d.h. als Screening, einzusetzen und dürfen auf keinen Fall als diagnostische Verfahren im Rahmen einer AVWS-Diagnostik verwendet werden.

Deshalb müssen wir hier auf standardisierte Testverfahren zurückgreifen.
Der S1-Leitlinie AWMF schlägt folgende Testbatterie vor:

1. Tests zur sprachlichen auditiven Diskrimination (Psychoakustisches Testsystem: Pegel- oder Frequenzdifferenzierungsschwelle)
2. Tests zur sprachfreien auditiven zeitlichen Verarbeitung (Psychoakustisches Testsystem: Gap Detection, monoaurale und binaurale Ordnungsschwelle)
3. Tests zum dichotischen Sprachverstehen (Test: Dichotische Sprachaudiometrie mit Zahlen und Wörtern)
4. Sprachaudiometrietests mit verminderter Resonanz (Test: Bsp. Göttinger Sprachaudiometrie)
5. Binaurale Interaktions-Tests (Binauraler Summationstest: Bsp. Hannoverscher Lautdiskriminationstest)
6. Elektophysiologische und damit zusammenhängende Testverfahren (Früh Akustisch Evozierte Potenziale FAEP, Spät Akustisch Evozierte Potenziale SAEP, Ereigniskorrelierte Potenziale ERP)
7. Tests zur phonologischen Bewusstheit (Test: Bsp. Bisc und Bako 1–4)
8. Test zur Phonemdiskrimination (Test: Bsp. HVT und H-LAD)
9. Tests zur Phonemidentifikation (Test: Bsp. H-LAD)
10. Tests zum phonologischen Kurzzeitgedächtnis (Test: Bsp. K-ABC II)
11. Tests die das Sprachverständnis untersuchen (Test: Bsp. Heidelberger Sprachentwicklungstest)

Hypothesenevaluation
Auswertung der Fragebögen und Testverfahren

- Vergleichen mit der Norm
- Abweichung von der Norm (mindestens 2 Standardabweichungen)

Festlegen einer therapeutischen Diagnose
Im letzten Schritt wird die therapeutische Diagnose festgelegt. Sie ist auch gleichzusetzen mit einer therapeutischen Intervention. Diese könnte für die Hypothesen wie folgt aussehen:

Funktion: **Auditive Wahrnehmung**
b1560 Auditive Wahrnehmung

b2300 Schallwahrnehmung
b2301 Auditive Differenzierung
b2302 Ortung der Schallquelle
b2303 Richtungshören
b2304 Sprachdifferenzierung

Partizipation: **Auditive Wahrnehmung**
d820 Die Zulassung zu Schule und Bildung zu erlangen, an allen schulbezogenen Pflichten und Rechten teilzuhaben und die Lehrgangsstoffe, -inhalte und andere curriculare Anforderungen der Programme der Primar- und Sekundarstufenbildung zu erlernen. Einschließlich regelmäßig am Unterricht teilzunehmen, mit anderen Schülern zusammenzuarbeiten, Anweisungen der Lehrer zu befolgen, die zugewiesenen Aufgaben und Projekte zu organisieren, zu lernen und abzuschließen und zu anderen Stufen der Bildung fortzuschreiten.

Partizipation: **Vorankommen in einem Programm der Schulbildung**
d8202.4424 Tätigkeiten ausführen, die dazu beitragen, Programmanforderungen zu erfüllen, Prüfungen zu bestehen oder andere Beurteilungsprozesse zu bewältigen, die zum Erlangen einer Schulbildung relevant sind.

Umweltfaktoren: **Fachleute der Gesundheitsberufe**
e355.+4 Alle Dienstleistungserbringer, die im Gesundheitssystem arbeiten, wie Ärzte, Pflegekräfte, Physiotherapeuten, Ergotherapeuten, Sprachtherapeuten, Audiologen, Hersteller von Orthesen und Prothesen, Sozialarbeiter im Gesundheitswesen usw.

Umweltfaktoren: **Autoritätspersonen**
e 330.4 Personen mit Entscheidungsverantwortung für andere, die infolge ihrer sozialen, ökonomischen, kulturellen oder religiösen Rollen in der Gesellschaft sozial definierten Einfluss oder Befugnisse haben, wie **Lehrer,** Arbeitgeber, Supervisoren, religiöse Führer, Vertreter im Amt, Vormund, Treuhänder.

Indikation
Bei einer umschriebenen Entwicklungsstörung muss der Indikationsschlüssel PS1 gewählt werden. Die Diagnose F80.20 bleibt fragwürdig, weil wir mit einer Testbatterie mit 11 verschiedenen Untersuchungen, durchaus zu anderen Ergebnissen kommen könnten.

Die vorrangigen Heilmittel für den PS1-Schlüssel sind die:

- A1. Psychisch-funktionelle Behandlung
- A2. Neuropsychologische Behandlung

Das optionale Heilmittel ist die:

- B. Sensomotorisch-perzeptive Behandlung

Das Heilmittel für die zentral-auditiven Funktionen ist die neuropsychologische Behandlung und für die auditiven Wahrnehmungsfunktionen die sensomotorisch-perzeptive Behandlung. Die **therapeutische Wirkung** sollte eine Verbesserung der zentral-auditiven Verarbeitung und/oder eine Verbesserung der auditiven Wahrnehmungsfunktionen sein. Die **therapeutischen Ziele** sollten im Kontext des Kindes, der Eltern und der Institution betrachtet werden. Diese wurden im COPM-Bogen und im Schritt 2 des hypothetisch-deduktiven Clinical Reasoning festgelegt.

Therapeutische Ziele könnten zum Beispiel sein.

- Erlangen von Grundarbeitsfähigkeiten
- Verbesserung der Alltagsbewältigung

Interventionsmöglichkeiten 7

7.1 Aktueller Stand der Forschung

Es wird immer noch kontrovers diskutiert, wie die Behandlung einer AVWS möglichst effektiv gestaltet werden kann. Forschungsprojekte zum Vergleich verschiedener Therapieansätze und -verfahren müssen erst abgeschlossen werden. Bisher gibt es auch keine Erkenntnisse, ob es eine Chance der Heilung einer AVWS oder eine Normalisierung eingeschränkter auditiver Leistungen erreicht werden kann.

Eine umfassende Beratung von Eltern, Bezugspersonen, Lehrern, Erziehern und gegebenenfalls Therapeuten dient dem besseren Verständnis der speziellen Probleme des Kindes mit AVWS im Alltag, in der Schule und in der Therapie. Generell sollte die Behandlung:

1. Ein direktes Training,
2. Eine Verbesserung der Umgebungsbedingungen für das Sprachverstehen in der Schule und zu Hause,
3. Kompensatorische Strategien,
4. Veränderungen im schulischen Unterrichtsstil (besondere didaktische Maßnahmen) und
5. Wenn für notwendig gehalten, eine Verbesserung des Signal-Rausch-Verhältnisses durch angemessene akustische Verstärkung umfassen. Dabei gilt es, das Verhalten des Kindes und seine kommunikative Kompetenz, im therapeutischen Prozedere multidisziplinär zu berücksichtigen.

Die meisten Therapeuten sind der Ansicht, dass eine Kombination von Top-down- und Bottom-up-Ansätzen besser geeignet und effektiver sind als ein einzelner

Therapieansatz. Das bedeutet eine Kombination von Behandlungsmaßnahmen die sowohl linguistische und kognitive Prozesse (Top-down) berücksichtigt, wie z. B. metakognitives Wissen über Lernstrategien oder Wortschatzerweiterung als auch zugrunde liegende auditive Defizite (Bottom-up). Knapp die Hälfte der Kinder mit AVWS haben eine behandlungsbedürftige Sprachentwicklungsstörung und/oder Lese- Rechtschreibstörung. Deshalb ist darauf zu achten, dass sich die entsprechenden Übungen ergänzen, ohne dass es zu einer Irritation oder Überforderung der Kinder kommt.

Die AWMF (2019) empfiehlt folgende Richtlinien zu berücksichtigen:

- Die Behandlung ist möglichst genau auf die beim Kind beobachteten auditiven Auffälligkeiten und die durch Testergebnisse nachgewiesenen auditiven Schwächen abzustimmen.
- Die Behandlung muss auf die Verbesserung funktioneller und tatsächlich objektivierbarer Defizite abzielen; vermutete oder nicht messbare Defizite reichen nicht aus.
- Die Behandlung soll hierarchisch strukturiert und physiologisch begründet sein, d. h. bedarfsorientiert angeboten werden und nicht zufällig, angebotsorientiert oder nach anderen Kriterien ausgewählt werden.
- Die Behandlung soll sowohl Bottom-up als auch Top-down-Funktionen umfassen.
- Die Behandlungsziele müssen regelmäßig systematisch überprüft und ggf. überarbeitet bzw. dem aktuellen Leistungsstand des Kindes angepasst werden.
- Die Wirksamkeit der Behandlungsmaßnahme sollte kontrolliert, dokumentiert und statistisch abgesichert werden, z. B. durch Effektgrößen (Abstandsmaße; Korrelationsmaße).

7.2 Verbesserung der Fähigkeiten

Die folgende Aufstellung enthält Beispiele für die Verbesserung der zentral auditiven Verarbeitung und Wahrnehmung. Die Aufstellung enthält Behandlungsziele aus Top-down- und Bottom-up Funktionsbereichen. Die Ziele sind nach der individuellen Notwendigkeit, d. h. in Abhängigkeit von dem Ergebnisprofil, das aus den diagnostischen Untersuchungen ableitbar ist, zu wählen. Die Effektivität der Behandlung durch Verhaltensbeobachtungen zu belegen als auch durch Tests zu objektivieren.

7.2 Verbesserung der Fähigkeiten

Die AWMF (2019) schlägt folgende Ziele zur Verbesserung der Zentral auditiven Verarbeitung und Wahrnehmung vor (mit Versuch einer hierarchischen Ordnung von basalen Leistungen wie der Hörbarkeit zu kortikalen Leistungen):

a) Erkennen der Schallrichtung in der Horizontalen, die vorrangig durch interaurale Zeit- (oder Phasen-) und Intensitätsdifferenzen ermöglicht wird, sowie Erkennen der Schallrichtung in der Vertikalen, vorrangig vermittelt durch spektrale (d. h. Klang-) Informationen, bestimmt durch die individuelle Anatomie des Kopfes und der Außenohrfunktion.

b) Verbesserung der auditiven Figur-Grund-Unterscheidung, ermöglicht durch gerichtete Aufmerksamkeit („selektive" oder „fokussierte Aufmerksamkeit") auf eine bestimmte Schallrichtung, z. B. durch Übungen des Verstehens von Sprache, präsentiert z. B. in der Medianebene, bei gleichzeitigen Störgeräuschen (z. B. sprachsimulierendes Rauschen oder Partygeräusche) aus einer anderen Richtung oder im Diffusfeld (z. B. aus einem Deckenlautsprecher).

c) Auditive Unterscheidungsfähigkeit, Erkennen von Tonhöhen- und Lautstärkeunterschieden zweier Reize oder zweier ähnlicher Sprachlaute, Gap detection, z. B. durch Übungen der Unterscheidung ähnlich klingender Sprachlaute.

d) Phonematische Ergänzung, z. B. Übungen des Herausfindens und des Ergänzens eines fehlenden Sprachelements wie /k/ im Wort Scho-olade.

e) Initiierung spezifischer „Reparaturmechanismen" für qualitätsverminderte Sprachsignale, Fähigkeit, veränderte auditive Eingangssignale zu bewältigen, z. B. Übungen, qualitätsverminderte bzw. verrauschte Sprache oder solche bei erhöhter Sprechgeschwindigkeit zu verstehen.

f) Phonologische Bewusstheit, z. B. Übungen zur Lautanalyse, Lautsynthese und Silbensegmentation.

g) Auditives Gedächtnis bzw. behalten linguistischer Information, z. B. Übungen zur auditiv-verbalen Merkfähigkeit, u. A. durch Anleitung zu dafür sinnvollen Strategien wie Nachsprechen, inneres Wiederholen, Organisation sprachlicher Information in Sinnblöcke („chunking") oder multimodale Darbietung.

h) Dichotisches Hören und Verstehen, vermittelt durch interhemisphärischen Informationsaustausch über das Corpus callosum („Balken"); diese Leistungen sind unimodal, z. B. rein auditiv möglich, (z. B. Kombinieren prosodischer und linguistischer akustischer Merkmale) oder multimodal, d. h. auditiv und visuell (z. B. nach Diktat schreiben oder gleichzeitig verbal ein Bild beschreiben und malen).

i) Aufmerksamkeitsrichtung („selektive Aufmerksamkeit") auf die sprechende Person einschließlich bi- bzw. multimodaler Wahrnehmung, speziell der Förderung des Blickkontakts.

Die AWMF schlägt für die Zentral-auditive Verarbeitungs- und Wahrnehmungsstörung folgende kompensatorische Strategien vor:

- Nutzung intakter auditiver Fähigkeiten
- Modifikation von Verarbeitungs- und Wahrnehmungsstrategien uni- und multimodal, z. B. visuelle Kompensation (von Mundbild lesen, phonembestimmtes Manualsystem, lautsprachbegleitende Gebärden)
- Arbeit mit taktil-kinästhetischen und motorisch-rhythmischen Elementen
- Angebot kleinerer Informationseinheiten

Für kompensatorische metakognitive Strategien empfiehlt die AWMF (2019):

- Eigenkontrolle des auditiv-verbalen Inputs durch Mitlesen
- Erkennen komplexer Hörsituationen
- Strategien zur Vermeidung von Fehlern
- Reparaturstrategien
- Effektive eigene Problemlösungen
- Metagedächtnis-Strategien
- Visualisierung von akustischer und/oder sprachlicher Information
- Bewusste Lenkung der Aufmerksamkeit
- Sinngemäße Wiedergabe der verstandenen Inhalte.

Für kompensatorische metalinguistische Strategien empfiehlt die AWMF (2019):

- Erkennen linguistischer Strukturen
- Generieren von Vokabular in Abhängigkeit des Kontexts
- Linguistische Segmentation
- Erkennen von Redundanz
- Erkennen von linguistischen Regelwidrigkeiten
- Interpretation prosodischer Information, von Silbenbetonungen oder von anderen suprasegmentalen Merkmalen der Sprache
- Das Erkennen von lexikalischen Mehrdeutigkeiten, von Synonymen, von Antonymen
- Die Generierung von Metagedächtnis-Leistungen.

7.2 Verbesserung der Fähigkeiten

Um die Fähigkeiten zu verbessern ist es sinnvoll sich Übungsmaterialien zu den einzelnen Schwerpunkten zusammenzustellen, die die Vorbereitung, Durchführung und Erfolgskontrolle einer Therapie erleichtern. Da es diverse Übungsmaterialien gibt, hier ein paar Vorschläge von Trainingsprogrammen in aufbauender Reihenfolge:

- Hören, lauschen, lernen für Vorschulkinder nach Küspert und Schneider
- Zentral-auditive Verarbeitungsstörung: Therapie für Vorschul- und Schulkinder nach Lauer
- Auditive Verarbeitungs- und Wahrnehmungsstörungen: Therapie (AVWS) für Schulkindern nach Nikisch et al.
- Phonit: Training der phonologischen Bewusstheit für Grundschulkinder nach Schneider und Stock

Das Problem aller Programme ist, dass sie nur einen Evidenzlevel von III–IV haben:

III: Evidenz aufgrund gut angelegter, nicht experimenteller deskriptiven Studien.
IV: Evidenz aufgrund von Berichten/Meinungen von Experten, Konsensuskonferenzen und/oder klinischer Erfahrungen anerkannter Autoritäten.

Eine RCT-Studie würde mit Sicherheit aus dem Dschungel von unüberschaubaren Therapiematerialien; deren Wirkung überhaupt noch nicht nachgewiesen ist; Licht ins Dunkel bringen.

Des Weiteren haben sich laut AWMF (2019) folgende Ansätze als effizient bewährt:

A) Sprachtherapie: Allerdings ist ein tägliches mehrfaches Training von 8 min, einer therapeutischen Sitzung von einer Stunde pro Woche signifikant überlegen.
B) Training des Auditiven Arbeitsgedächtnisses durch visuelle und auditive Merkfähigkeitsprogramme.
C) Kommerzielle PC Trainingsprogramme: Therapeutische Interventionen bei einem Kind mit AVWS müssen individuell angepasst werden. Mit dem Programm AudioLog ist das möglich. Andere Computerprogramme sind zur Zeit nur in englischer Sprache zu bekommen.
D) Musiktraining: In einer RCT-Studie wurde belegt, dass musikalisches Training die phonologische und Lesefertigkeiten verbessern kann.

E) Übertragungsanlagen: Flat-Panel-Lautsprecher, omnidirektional abstrahlende Deckenlautsprecher, kleine Tischlautsprecher, Kopfhörer und HdO – Versorgungen können hilfreich sind. Folgende Schritte sind nach der AWMF (2019) Richtlinie dabei zu beachten:
1. Untersuchung des Hörens im Störschall mit sprachaudiometrischen Verfahren, Dokumentation entsprechender Einschränkungen sowie Diagnosestellung einer AVWS durch den Facharzt für Phoniatrie und Pädaudiologie
2. Einwilligung des Kindes und dessen Eltern bzw. Sorgeberechtigte zur Anpassung der Übertragungsanlage
3. Indikationsstellung der Übertragungsanlage durch einen Facharzt für Phoniatrie und Pädaudiologie sowie die Auswahl und Anpassung durch einen ausgebildeten Pädakustiker (nur persönliche Übertragungsanlagen können verordnet werden), Kosten für Systeme mit freiem Schallfeld werden in Deutschland von den Krankenkassen derzeit nicht übernommen
4. Strukturiertes Beobachtungsprotokoll des Klassenlehrers, z. B. über Fragebögen vor Beginn der Nutzung der Übertragungsanlage
5. Training des Klassenlehrers und des weiteren Förderpersonals des Schülers, z. B. durch den mobilen Dienst der pädagogisch-audiologischen Beratungsstellen
6. Strukturiertes Protokoll des Klassenlehrers, z. B. über Fragebögen nach 30 oder 45 Tagen der Nutzung der Übertragungsanlage Zwischenanamnese, Kontrolle des Hörens im Störschall mit der Übertragungsanlage,
7. Nachweis der Hörverbesserung mit der Übertragungsanlage (siehe hierzu EUHA-Leitlinie „Drahtlose akustische Übertragungsanlagen"), Prüfung der Lehrer Fragebögen und Kosten-Nutzen-Abwägung vor der endgültigen Verordnung der Übertragungsanlage
8. Verlaufskontrollen der gesamten genutzten technischen Ausrüstung und der Hörleistungen des Kindes
F) Modifikation der akustischen Umgebung: Die Art der Störgeräuschquelle, d. h. andere Sprecher (z. B. Mitschüler) oder Geräusche (z. B. vorbeifahrende Fahrzeuge) in Konkurrenz zum Nutzsignal (Lehrer, Erzieher) übt einen erheblichen Einfluss auf das Sprachverstehen von Kindern aus, besonders in Räumen mit Nachhall.
G) Eingliederungshilfen nach § 35 des Sozialgesetzbuches (SGB) VIII und/oder § 53 SGB XII.

Was Sie aus diesem *essential* mitnehmen können

- Die theoretischen Grundlagen und Entwicklungsstufen zur auditiven Wahrnehmung sind nach dem heutigen Wissenstand ausreichend definiert.
- Für die auditive Entwicklungsstörung als verbale Lernstörung, müssen in die kommende ICD-11 und dem multiaxiale Klassifikationsschema noch aktuelle wissenschaftlich fundierte Erkenntnisse mit aufgenommen werden.
- Das hypothetisch-deduktive Clinical Reasoning eignet sich sehr gut, für den Aufbau einer therapeutischen Diagnose dieser umschriebenen Entwicklungsstörungen.
- Die therapeutische Diagnose bietet zugleich ausreichende Interventionsmöglichkeiten für eine auditive Wahrnehmungsstörung.

Anhang 1: Adaptierter COPM-Bogen in Kombination mit der ICF

Anhang 1: Adaptierter COPM-Bogen in Kombination mit der ICF

| Patient | Geburtsdatum ___/___/___ |

| Diagnose | Aufnahmedatum ___/___/___ | Anamnesedatum ___/___/___ |

Emotionales Verhalten bei Aktivitäten und Partizipation (d1-d10)

d1 Lernen und Wissensanwendung
(Bewusste sinnliche Wahrnehmung, Elementares Lernen, Wissensanwendung)

Wie wichtig?

☐
☐
☐

d2 Allgemeine Aufgaben und Anforderungen
(Einzel- Mehrfachaufgaben, tägliche Routine, Resilienz)

☐
☐
☐

d3 Kommunikation
(Kommunikation als Sender, Konversation, Gebrauch von Kommunikationsgeräten)

☐
☐
☐

d4 Mobilität
(Körperpositionen, Gegenstände handhaben, Gehen, Transportmittel)

☐
☐
☐

d5 Selbstversorgung
(Waschen, Körper pflegen, Toilette, Kleiden, Essen, Trinken, Gesundheit achten)

☐
☐
☐

d6 Häusliches Leben
Beschaffung von Lebensnotwendigkeiten, Haushaltsaufgaben, Haushaltgegenstände pflegen)

---

d7 Interpersonelle Interaktionen und Beziehungen
(Interpersonelle Interaktionen und Beziehungen)

---

d8 Bedeutende Lebensbereiche
(Erziehung/Bildung, Arbeit/Beschäftigung, Wirtschaftliches Leben

---

---

d9 Gemeinschafts-, soziales und staatsbürgerliches Leben
(Gemeinschaftsleben, Erholung/Freizeit, Religion, Politische Leben, Staatbürgerschaft)

---

d10 Sonstiges:

Ziele in der Therapie:

	Vor Intervention		Nach Intervention				
	Perf.	Zufr.	Perf.	Zufr.	DiffP.	DiffZ.	B.
1.	☐	☐	☐	☐	☐	☐	☐
2.	☐	☐	☐	☐	☐	☐	☐
3.	☐	☐	☐	☐	☐	☐	☐
4.	☐	☐	☐	☐	☐	☐	☐
5.	☐	☐	☐	☐	☐	☐	☐

Durchschnitt

Datum: Erst- und Zweiterhebung:

Bewertungsskala vor der Therapie:

Performativität (d1-d9)	Wie wichtig ist es Ihnen die Tätigkeit wiederaufzunehmen?	1 = unwichtig	10 = sehr wichtig
Performanz (Therapieziele)	Wie gut können Sie diese Tätigkeit im Moment ausführen?	1 = nicht gut	10 = sehr gut
Zufriedenheit	Wie zufrieden sind Sie mit der Ausführung dieser Tätigkeit?	1 = nicht zufrieden	10 = sehr zufrieden

Bewertungsskala nach der Intervention:

| Performanz (Evaluation) | Wie gut können Sie diese Tätigkeit jetzt ausführen? | 1 = nicht gut | 10 = sehr gut |
| Zufriedenheit (Evaluation) | Wie zufrieden sind Sie mit der Ausführung dieser Tätigkeit jetzt? | 1 = nicht zufrieden | 10 = sehr zufrieden |

Anhang 2: Anamnesebogen zur Erfassung Auditiver Verarbeitungs- und Wahrnehmungsstörungen (AVWS) (nach der DGPP, 2019a, b)

Anhang 2: Anamnesebogen zur Erfassung Auditiver Verarbeitungs- ...

Eigene Darstellung angelehnt an die AG AVWS der Deutschen Gesellschaft für Phoniatrie und Pädaudiologie (DGPP)

Name:_____ Vorname:_____ Geburtsdatum:_____

Wer hat den Fragebogen ausgefüllt?

☐ Mutter ☐ Vater ☐ Lehrer ☐ Großeltern ☐ Sonstige_____

Vorschule ☐ Ja ☐ Nein, Schultyp_____ Schuljahr_____
Schule wiederholt ☐ Ja ☐ Nein, falls ja welches_____

Auf den beiden folgenden Seiten finden Sie Aussagen über Verhaltensweisen von Kindern. Bitte kreuzen Sie bei jeder Aussage an, inwieweit das beschriebene Verhalten auf das Kind zutrifft. Setzen Sie bitte ein Kreuz in die jeweilige Spalte. Velen Dank.

1.	Das Kind versteht in Gesprächen zu zweit...	Ohne Probleme	Mit wenigen Problemen	Mit vielen Problemen	Mit sehr vielen Problemen	Weiß nicht
AF1	...mündliche Aufforderungen					
AF2	...wenn es den Sprecher nicht sieht (von hinten angesprochen)					
AF3	...auch ohne sichtbare Hilfsmittel (Mimik, Gestik)					
AF4	...wenn schnell gesprochen wird					
AF5	...wenn undeutlich gesprochen wird					
AF6	...wenn leise gesprochen wird					
AF7	...mündliche Aufforderungen beim ersten Mal					

2.	Das Kind kann...	Ohne Probleme	Mit wenigen Problemen	Mit vielen Problemen	Mit sehr vielen Problemen	Weiß nicht
DI1	...unbekannte Wörter nachsprechen					
DI2	...im Gespräch ähnlich klingende Wörter unterscheiden					
DI3	...beim Diktat ähnlich klingende Wörter unterscheiden					
DI4	...unterschiedliche Geräusche auseinanderhalten					

Anhang 2: Anamnesebogen zur Erfassung Auditiver Verarbeitungs- ...

3.	Das Kind kann...	Ohne Probleme	Mit wenigen Problemen	Mit vielen Problemen	Mit sehr vielen Problemen	Weiß nicht
RI1	...die Richtung erkennen aus der namentlich gerufen wird					
RI2	...die Richtung bewegter Geräusche verfolgen					
RI3	...Warngeräusche erkennen					
RI4	...beim Mannschaftssport die Zurufe der Mitspieler ordnen					
RI5	...in einem Gruppengespräch den jeweiligen Sprecher heraushören					

4.	Das Kind kann...	Ohne Probleme	Mit wenigen Problemen	Mit vielen Problemen	Mit sehr vielen Problemen	Weiß nicht
SE1	...einem Gespräch folgen, wenn zwei Personen gleichzeitig sprechen					
SE2	...einem Gespräch folgen, wenn mehr als zwei Personen sprechen					
SE3	...einer Unterhaltung folgen, wenn im Hintergrund Geräusche hörbar sind					
SE4	...bei einer Autofahrt zuhören und verstehen, wenn es hinten sitzt					
SE5	...In Räumen mit einem Hall Gesprochenes verstehen					

5.	Das Kind kann...	Ohne Probleme	Mit wenigen Problemen	Mit vielen Problemen	Mit sehr vielen Problemen	Weiß nicht
GD1	...sich den Text von Kinderliedern, kurzen Reimen oder Gedichten merken					
GD2	...Texte oder Gedichte auswendig lernen					
GD3	...den Inhalt eines gehörten Textes nacherzählen					
GD4	...sich mündliche Aufforderungen merken					
GD5	...Rhythmen oder Lieder nachklatschen					
GD6	...Diktate schreiben, ohne Wörter auszulassen					
GD7	...einfache Melodien nachsingen					
GD8	...Diktate nach geör schreiben					
GD9	...sich den Inhalt von längeren Sätzen merken					

6.	Dem Kind...	Angenehm	Gleichgültig	Unangenehm	Sehr unangenehm	Weiß nicht
GD1	...sind laute Geräusche					
GD2	...ist starker Lärm im Kindergarten, in der Schule, auf Familienfesten					
GD3	...sind schrille Geräusche					
GD4	...sind bestimmte Geräusche					

Zu GÜ4: Wenn die Geräusche unangenehm oder sehr unangenehm sind, um welche Geräusche handelt es sich?

_____

_____

Abkürzungen:

AF	Allgemeine Fragen		DI	Auditive Diskrimination
RI	Richtungshören		SE	Selektionsfähigkeit/Hören im Störschall
GD	Auditives Gedächtnis		GÜ	Geräuschüberempfindlichkeit

Anhang 3: Hilfen für Eltern und Lehrer zum Verstehen, was „Auditive Verarbeitungs- und Wahrnehmungsstörungen (AVWS)" sind (nach der S1-Leitlinie, 2019)

Was ist eine auditive Verarbeitungs- und Wahrnehmungsstörung?
Eine AVWS beeinträchtigt Funktionen, die dem Kind ermöglichen, auf Hörreize zu reagieren und/oder Sprache zu verstehen. Es gibt verschiedene Formen von AVWS, sodass die Symptome einer AVWS von Kind zu Kind unterschiedlich sind. Kinder mit AVWS können zwar leise Geräusche oder Töne ohne Probleme hören, jedoch wird das Gehörte und somit auch Sprache nichtregelrechtverarbeitet. Dies führt zu einer Reihe von Schwierigkeiten, u. a. beim Hören von Sprache bei Störgeräuschen oder in schwierigen Hörsituationen wie z. B. in Klassenräumen, in Turnhallen und auf dem Pausenhof. Weil die Unterscheidung von Tönen, Sprachlauten und Geräuschen oft beeinträchtigt ist, kann auch das Lesen- und Schreibenlernen betroffen sein.

Wie wird eine AVWS diagnostiziert?
Die Diagnostik einer AVWS ist umfangreich und aufwendig. Sie umfasst eine Reihe von speziellen Hörtests, aber auch eine ausführliche Sprachdiagnostik. Aus diesem Grund sollten im Vorfeld zur eigentlichen Untersuchung auf eine AVWS einige weitere diagnostische Schritte erfolgen (z. B. eine sprachfreie Intelligenzdiagnostik), um zu prüfen, ob eine spezielle Untersuchung der auditiven Verarbeitungs- und Wahrnehmungsleistungen gerechtfertigt erscheint (Feststellung einer „Kandidatenschaft" für eine Diagnostik). Die Diagnostik einer AVWS umfasst u. a. das Erkennen der Schallrichtung, das Sprachverstehen im Störschall, das gleichzeitige Verstehen von zwei Sprechern, das auditive Arbeitsgedächtnis, das auditive Kurzzeitgedächtnis, die Unterscheidung ähnlich klingender Sprachlaute und die phonologische Bewusstheit.

Zum einen sollte eine ausführliche Diagnostik der Hörfunktion in Form u. a. eines Tonschwellenaudiogrammes erfolgen, um Beeinträchtigungen des Hörorgans, d. h. leichte Hörstörungen des Innen- oder Mittelohres, auszuschließen bzw. um zu prüfen, ob eine Hörminderung des Hörorgans die Symptome im Alltag und in der Schule erklären kann. Liegen Störungen des Hörorgans vor, auch in Form leichter oder einseitiger Schwerhörigkeiten, sollten diese vorrangig behandelt werden, z. B. bei Innenohrstörungen durch eine Hörgeräteversorgung, bei Mittelohrstörungen evtl. operativ. Erst wenn die Schwerhörigkeit ausgeglichen oder beseitigt ist, kann untersucht werden, ob eine AVWS besteht oder nicht.

Zusätzlich erfolgt eine umfassende Entwicklungsdiagnostik und/oder sprachfreie Intelligenzdiagnostik. Damit soll geprüft werden, ob sich die Verhaltens- und Lernauffälligkeiten Ihres Kindes nicht anders als durch eine Hör- oder Hörwahrnehmungsschwäche erklären lassen.

Um eine AVWS zu diagnostizieren, muss eine deutliche Diskrepanz zwischen den Leistungen des Kindes in einzelnen auditiven Funktionen und anderen kognitiven Fähigkeiten bestehen und nachgewiesen werden. Wenn das Kind eher allgemeine Aufmerksamkeitsprobleme hat, sollte eine entsprechende Abklärung erfolgen. Während es möglich ist, gleichzeitig eine Aufmerksamkeitsstörung und eine AVWS zu haben, kann es aber sein, dass ein Kind mit unbehandelter Aufmerksamkeitsstörung gar nicht in der Lage ist, genügend Konzentration in den AVWS-Testungen aufzubringen, d. h. evtl. muss eine Aufmerksamkeitsstörung behandelt werden, bevor eine AVWS-Testung erfolgt.

Im Anschluss an die Testungen muss herausgearbeitet werden, ob eine AVWS vorliegt oder nicht, und ob sie die eigentliche oder nur eine von mehreren Ursachen der Schwierigkeiten im Alltag, im Verhalten und in der Schule darstellt. Eine AVWS vor dem Schulalter zu diagnostizieren, ist schwierig, da nur sehr wenige Tests für dieses Alter normiert sind und jüngere Kinder oft unzuverlässige Angaben und Testergebnisse zeigen. Eine AVWS wird typischerweise diagnostiziert, wenn die Leistungen in zwei oder mehr Tests um mindestens 2 Standardabweichungen vom Mittelwert des Altersdurchschnitts abweichen. Dies muss mit entsprechenden Auffälligkeiten im Alltag, im Verhalten und in der Schule zusammenpassen, die nicht durch andere Erkrankungen oder Bedingungen erklärt werden können.

Welche Untersuchungen werden durchgeführt?
Bei der Untersuchung werden verschiedene Hörtests mit Kopfhörern oder Lautsprechern in einem schallgedämmten Raum vorgenommen. Der Zweck der Untersuchungen liegt zum einen darin, ein normales Hören für Töne und für Sprache in ruhiger Umgebung nachzuweisen, und zum anderen darin zu prüfen, ob die auditiven Verarbeitungsfähigkeiten (z. B. Wortverstehen im Störgeräusch oder Verstehen von zwei Wörtern, die gleichzeitig rechts und links vorgegeben werden) altersgerecht sind oder nicht.

Zusätzlich erfolgen umfangreiche Untersuchungen zur Sprachentwicklung und zur Verarbeitung auditiv vermittelter sprachlicher Information (z. B. Unterscheidung ähnlich klingender Sprachlaute in Wörtern, Zusammenziehen von Einzellauten zu einem Wort, z. B. m-u-s-i-k zu Musik, Heraushören einzelner Laute aus Wörtern, z. B. ist ein „s" in „Esel"?).

Wenn mein Kind eine AVWS hat: was geschieht dann?
Zunächst sollten Sie den Empfehlungen des Arztes folgen, der die AVWS diagnostiziert hat. Die Behandlung soll sich an den Ergebnissen der medizinischen und entwicklungspsychologischen Diagnostik orientieren, d. h. die auffälligen Bereiche werden gezielt am Stand des Kindes trainiert. Dies kann nach den Heilmittelrichtlinien als ambulante Sprachtherapie, Indikationsschlüssel SP2, erfolgen, z. B. bei Logopäden. Zusätzlich sollten mit dem Kind Hilfen zur Kompensation erarbeitet werden. Um zu möglichst effektiven Behandlungsfortschritten zu gelangen, erscheint es wichtig, dass regelmäßig von dem Therapeuten/der Therapeutin täglich daheim durchzuführende Übungen als Hausaufgaben mitgegeben werden.

Ferner müssen die betreuenden Lehrkräfte informiert werden, z. B. über erforderliche Veränderungen der Sitzposition des Kindes. Um dies zu besprechen, nehmen Sie bitte Kontakt mit den betreuenden Lehrkräften Ihres Kindes auf. Ein Informationsblatt für Lehrer kann Ihnen durch den Arzt, der die AVWS diagnostiziert hat, ausgehändigt werden. Weiterhin kann mit dem Lehrer, den Eltern der Schulkinder und/oder dem Elternbeirat besprochen werden, ob und welche Maßnahmen zur Besserung der Klassenraumakustik, von denen alle Kinder in der Klasse profitieren, durchgeführt werden könnten.

Zusätzlich kann der mobile Dienst der zuständigen pädagogisch-audiologischen Beratungsstelle gebeten werden, Ihr Kind zu betreuen und die Lehrkräfte der Regelschule zu informieren. Die Fachärzte für Phoniatrie und Pädaudiologie nehmen in der Regel in Absprache mit Ihnen Kontakt auf und leiten z. B. auch den Arztbrief nach Entbindung von der Schweigepflicht weiter. Auf eigene Initiative werden die Beratungsstellen in der Regel nicht tätig.

Wenn zusätzlich zur AVWS andere Probleme bestehen, z. B. eine Lese-Rechtschreibstörung, soll in jedem Fall auch in diesem Gebiet eine gezielte Förderung stattfinden, die Sie mit dem betreuenden Facharzt absprechen sollten.

Anhang 4: Empfehlungen für Eltern bei diagnostizierter AVWS (nach der S1-Leitlinie, 2019)

Eltern sollen sich aktiv daran beteiligen, ihre Kinder durch die Untersuchungen, die Behandlung und die Förderung zu führen. Im Folgenden finden sich einige Empfehlungen für Eltern:

1. Die Kinder sollen möglichst gut informiert werden, aus welchem Grund sie im Alltag Probleme haben, und welche Maßnahmen dagegen unternommen werden können. Es ist herauszustellen, dass sie nicht mangelhaft begabt sind, sondern „nur" schlechter oder ungenauer hören.
2. Versichern Sie sich, dass die Lehrer Ihres Kindes gut über die Auswirkungen informiert sind, die die Störung Ihres Kindes auf das Lernen im Unterricht hat. Gehen Sie nicht davon aus, dass der Lehrer aus dem letzten Schuljahr oder das Lehrerkollegium den neuen Lehrer informiert hat. Führen Sie zu Beginn eines jeden Schuljahrs mit jedem Lehrer ein Gespräch führen und geben ihm schriftliche Informationen über die Störung sowie über die speziellen Probleme Ihres Kindes im Bereich der auditiven Verarbeitung und Wahrnehmung.
3. Ermutigen und loben Sie Ihr Kind, wenn es bei Unklarheiten nachfragt oder sich rückversichert, ob es die Gesprächsinhalte korrekt verstanden hat. Dies ist eine Kompensationsstrategie, die notwendig sein wird, damit Ihr Kind seine Schwächen selbständig zu erkennen und zu bewältigen lernt. Versichern Sie sich, dass der Lehrer Ihr Kind darin ebenfalls unterstützt.
4. Ermutigen und loben Sie Ihr Kind, wenn es sein Gesprächs- oder Lernumfeld aktiv strukturiert und auditive „Ablenker" oder Hintergrundgeräusche zu reduzieren versucht. Zum Beispiel sollte es ein Fenster oder eine Tür während eines Gespräches schließen dürfen, oder das Autoradio leiser stellen oder näher zum Gesprächspartner herankommen dürfen.
5. Wenn Beeinträchtigungen des auditiven Gedächtnisses (Merkfähigkeit) bestehen, helfen Sie Ihrem Kind, indem Sie sich angewöhnen, Schlüsselwörter in der richtigen Reihenfolge aufzuschreiben, damit Ihr Kind sich besser erinnern

kann. Notizbücher oder Mitschriften der wesentlichen Punkte aus dem Unterricht werden hilfreich für Wiederholungsstunden sein. Manchmal erweisen sich auch auf Tonträger aufgenommene Unterrichtsinhalte als nützlich.
6. Versichern Sie sich, dass Ihr Kind aufmerksam ist, wenn Sie ihm Aufforderungen/Anweisungen geben oder wenn Sie ein Gespräch beginnen. Manchmal benötigen Kinder mit AVWS eine sanfte Berührung an der Schulter, wenn sie nicht auf ihren Namen oder auf Ansprache reagieren, besonders bei stärkeren Umgebungsstörgeräuschen.
7. Reduzieren Sie evtl. störende Umgebungsgeräusche daheim (z. B. Geschirrspülmaschine, Fernseher, Radio, Waschmaschine, Trockner), wenn Sie ein Gespräch beginnen oder führen Sie das Gespräch weiter von der Störschallquelle entfernt. Seien Sie sich darüber bewusst, dass Gespräche außerhalb der Wohnung mit hohem Störschall (z. B. bei einem Fußballspiel) oder im fahrenden Auto eine Herausforderung für viele Kinder mit AVWS sind.
8. Reduzieren Sie Ihr Sprechtempo und legen Sie Pausen zwischen wichtigen Schlüsselinformationen ein, während Sie mit Ihrem Kind sprechen.
9. Sprechen Sie deutlich.
10. Versuchen Sie, redensartliche Ausdrücke, ungebräuchliche Wörter und weitschweifige Erklärungen zu vermeiden.
11. Schreiben, malen oder zeichnen Sie neue Begriffe und Wörter in einzelnen Schulfächern auf, um dieses Wort zu erläutern. Die Verwendung eines Wörterbuchs ist selten hilfreich für Kinder mit AVWS, um neue Wörter zu lernen.
12. Seien Sie geduldig! Ihr Kind benötigt vielleicht viele Wiederholungen, bis die Lerninhalte beherrscht werden. Es ist möglich, dass es Aufgabenstellungen, Erklärungen, Anleitungen oder Tests in der Schule vergisst oder missversteht.

Anhang 5: Empfehlungen bei AVWS für den Schulunterricht (nach der S1-Leitlinie, 2019)

Für Kinder mit AVWS sind Veränderungen und Anpassungen im Klassenraum hilfreich, um ihr schwaches auditives System zu unterstützen. Spezifische Empfehlungen sollten auf den Resultaten standardisierter Tests sowie auf Verhaltensbeobachtungen beruhen. Alle Veränderungen sollten individuell erfolgen. Einige empfohlene Veränderungen für den Schulunterricht sind:

- Es ist ein hörfreundliches Umfeld zu schaffen (siehe Anhang 6: Veränderung der Klassenraumakustik).
- Die Lehrpersonen sollen gut über AVWS informiert sein, ggf. über Kontakte mit dem mobilen Dienst der pädagogisch-audiologischen Beratungsstelle.
- Hilfreiche Empfehlungen sind:
  - Sitzplatz: Falls eines der Ohren des Kindes schwächer hört als das andere, solle das bessere Ohr zum Lehrer zeigen. Der Sitzplatz solle so gewählt werden, dass das betroffene Kind das Gesicht der Lehrperson gut sehen kann und zwar aus einem Winkel, der mindestens 45° beträgt. Gleichzeitig solle der Sitzplatz fern von Geräuschquellen liegen (wie Geräusche von Overheadprojektoren, Lärm von außen oder in der Nähe von oft während des Unterrichts geöffneten Fenstern). Vom Sitzplatz aus soll das Mundbild des Lehrers für den betroffenen Schüler gut sichtbar sein. Keine unruhigen Schüler in der Nähe eines AVWS-Kindes platzieren.
  - Ein häufiger Sitzplatzwechsel ist zu vermeiden. Der Sitzplatz sollte stabil bleiben und nicht verändert werden, da Kinder mit AVWS bedeutend länger als andere benötigen, um sich auf veränderte oder wechselnde akustische Bedingungen einzustellen.
  - Schüler mit AVWS sollen ermutigt werden, sich zu äußern, wenn etwas nicht verstanden wurde oder die Umgebungsverhältnisse (Störgeräusche, Sitzplatz z. B. bei häufigerem Wechsel von Unterrichtsräumen) ungünstig sind.

- Die Aufmerksamkeit des Kindes kann vor wichtigen Instruktionen mit einem verbalen Hinweis („Peter, als Hausaufgabe lest Ihr im Buch Seite ...")., einem Bewegungshinweis (Handzeichen) oder einem taktilen Hinweis an das Kind (Berührung) verstärkt werden.
- Einfache sprachliche Darbietung, komplexe Instruktionen sollen auf möglichst kurze Zeitperioden begrenzt werden.
- Beim Sprechen solle das betroffene Kind angeschaut werden (Blickkontakt!).
- Das Sprechtempo der Lehrkraft soll ruhig, natürlich und nicht überhastet sein.
- Die Lehrperson soll die natürlichen Sprechpausen im Sprechfluss etwas verlängern, um Verarbeitungszeit für das Gesagte zu geben. Die Lehrperson soll möglichst deutlich artikulieren und lebendig betonen, jedoch nicht übertrieben.
- Gestik und Mimik sollen zum Unterstreichen der vermittelten Unterrichtsinhalte lebendig eingesetzt werden.
- Die ersten Beispiele zu einer Aufgabe sollen möglichst demonstriert und nicht nur erklärt werden.
- Wichtige auditive Informationen sind mehrfach zu wiederholen.
- Wichtige Begriffe/Vokabeln sollen evtl. schon vorab geklärt und gelernt werden.
- Ggf. sollen den Schülern Unterrichtsskripte vorab zur Verfügung gestellt werden.
- Den Kindern mit AVWS ist Gelegenheit zu geben, Fragen zu stellen, um zu erfahren, wo noch Unklarheiten bestehen.
- Falls von der Lehrperson nachgefragt wird, um sich zu versichern, dass der Schüler verstanden hat, ist es wichtig, sich die Inhalte sinngemäß und in eigenen Worten vom Schüler kurz wiederholen zu lassen. Dies erscheint notwendig, da Kinder mit AVWS, wie Schwerhörige auch, dazu neigen, aus Zurückhaltung mit „ja" zu antworten, selbst wenn sie etwas nicht genau verstanden haben.
- Schlüsselwörter und -konzepte sollen an die Tafel geschrieben werden („visuelle Unterstützung"). Auf gute Lichtverhältnisse achten.
- Ausschließlich mündlich erteilte, mehrschrittige Aufträge sollen vermieden werden.
- Redensartliche oder dialektale Ausdrücke sind zu vermeiden.
- Während der Vermittlung wichtiger Informationen sollen Nebengeräusche auf ein Minimum reduziert werden (z. B. Bleistiftspitzen, Einsammeln von Papier, Füße scharren).

- Neue Begriffe/Wörter sollen hervorgehoben und in verschiedenen Sätzen verwendet und nicht vom Kind selbst im Wörterbuch nachgeschlagen werden.
- Dem Kind soll erlaubt werden, Notizen und Mitschriften anzufertigen

Anhang 6: Veränderungen der Klassenraumakustik (nach der S1-Leitlinie, 2019)

Vermeidung von Störgeräuschen
Heizsysteme und Klimaanlagen verursachen oftmals Geräusche, ebenso Leuchtstoffröhren, Uhren, Aquarien und Computer. Diese Geräusche müssen nicht unbedingt so laut sein, dass sie zur Maskierung des Sprachsignals und zu einem eingeschränkten Sprachverstehen führen; sie können aber vom Unterricht ablenken, insbesondere leise Geräusche. Deshalb sollten sie, wenn möglich, vermieden oder zumindest reduziert werden. In Räumen, die nicht mit Teppichboden versehen sind, sind Tisch- und Stuhlbeine unten mit Gummistreifen oder Gleitpolstern zu versehen, um die Störgeräuscherzeugung am Boden zu reduzieren, die beim Hin- und Herschieben von Stühlen und Tischen entsteht. Wenn Kinder in den Bankfächern nach Dingen suchen, entstehen ebenfalls Störgeräusche, die durch das Auskleiden der Bankfächer mit Stoffen oder Filz reduziert werden können. Feststoffkerntüren sind gegenüber Hohlkerntüren zu bevorzugen. Quietschende Scharniere sollten geölt werden. Gummistreifen oder Isolierband um den Türspalt können verhindern, dass Störgeräusche von außen in den Klassenraum dringen.

Bauliche Planung von Klassenräumen
Für ein ungestörtes Sprachverstehen ist eine sog. gute „Hörsamkeit" des Unterrichtsraumes notwendig. Dies stellt eine wichtige Schlüsselfunktion im Behandlungsplan von Kindern mit AVWS dar. Beim Bau von Klassenräumen sollte darauf geachtet werden, dass der Direktschall durch möglichst wenig Diffusschall verdeckt (maskiert) wird. Diffusschall entsteht durch eine Addition von Schallreflektion an Wänden mit unterschiedlicher Laufzeit. Für Schulunterrichtsräume sollte grundsätzlich die DIN 18041 in ihrer aktuellen Fassung von 2016 angewendet werden. Dies gilt auch als Idealziel für die Sanierung von vorhandenen Schulräumen, insbesondere unter dem Aspekt der Inklusion.

Akustische Sanierungsmaßnahmen von vorhandenen Schulräumen können umfassen

Böden

Böden mit harter Oberfläche, z. B. Fliesen, sollen vollständig mit Teppichboden versehen werden, um die Störgeräuscherzeugung am Boden zu minimieren und den Nachhall und den Diffusschall (etwas) zu reduzieren.

Decken- und Wandverkleidungen

Akustische Deckenverkleidungen eignen sich ausgezeichnet, um Nachhall und Diffusschall zu reduzieren und sind in dieser Hinsicht wirkungsvoller als Teppichboden. Speziell das Rückwandecho kann durch eine Rückwandverkleidung bedeutend reduziert werden. Für Decken und Wände eignen sich schallabsorbierende Platten bzw. Paneele, die in verschiedenem Schallabsorptionsgrad (zwischen 0,6 und 0,9) angeboten werden. Es ist nicht notwendig, die Decken und Wände vollständig zu bedecken; etwa 50 % von Decke und Rückwand (bei Absorptionsgraden von etwa 0,85) oder 80 % (bei Absorptionsgraden von etwa 0,6) sind ausreichend [105]. Die Decken dürfen dabei nicht stärker als die Rückwand gedämmt werden; das Rückwandecho bleibt sonst noch deutlicher hörbar als in unbehandelten Klassenräumen, da es nicht mehr durch den Diffusschall oder Nachhall der Decke maskiert wird. Die Rückwand braucht nicht vollständig vom Boden bis zur Decke, sondern ab einer Höhe von 1,0 m bis 1,2 m bis zur Decke und mit einer Breite von nur 5–6 m abgedeckt zu werden.

Fenster

Da Fenster harte Oberflächen darstellen, reflektieren sie Schall und tragen zum Diffusschall bei. Vorhänge, Rollos, Gardinen helfen dabei, die harten Oberflächen zu reduzieren. Wenn das nicht möglich ist, kann das Aufhängen von Postern, Bildern, Zeichnungen, Collagen und Ähnlichem günstig sein. Die Fenster sollten während des Unterrichts geschlossen sein, besonders bei verbalen Instruktionen.

Literatur

Babtiste, S., Carswell, A., Law, M., McColl, M. A., Polatajko, H., & Pollock, N. (2020). *COPM Canadian occupational performance measure.* Schulz Kirchner.
Badura, B., & Siegrist, J. (2020). *Evaluation im Gesundheitswesen.* Juventa.
Bartels, H., & Bartels, R. (1991). *Physiologie: Lehrbuch und Atlas.* Urban & Schwarzenberg.
Beanamy, B. C. (1996). *Developing critical reasoning skills: Strategies for the occupational therapists.* Therapy Skill Builders.
Benesch, M., & Raab-Steiner, E. (2012). *Der Fragebogen.* Facultas.
Bierbaumer, N., & Schmidt, R. F. (2003). *Biologische Psychologie.* Springer.
Böhme, G. (2008). *Auditive Verarbeitungs- und Wahrnehmungsstörungen.* Huber.
Bundy, A. C., Fisher, A. G., & Murray, E. A. (2018). *Sensorische Integrationstherapie.* Springer.
Deutsch, G., & Springer, S. P. (1998). *Links- Rechts- Gehirn.* Spektrum.
DGPP. (2019a). Anamnesebogen zur Erfassung Auditiver Verarbeitungs- und Wahrnehmungsstörungen (AVWS). https://dgpp.de/Profi/Sources/FragAVWS.pdf. Zugegriffen: 22. Dez. 2024.
DGPP. (2019b). S1-Leitlinie Auditive Verarbeitungs- und Wahrnehmungsstörung (AVWS). https://register.awmf.org/assets/guidelines/049-012l_S1_Auditive-Verarbeitungs-Wahrnehmungs-stoerungen-AVWS_2020-01.pdf. Zugegriffen: 22. Dez. 2024.
DIMDI. (2005). ICF. https://www.dimdi.de/static/de/klassifikationen/icf/icfhtml2005/. Zugegriffen: 22. Dez. 2024.
DIMDI. (2025). ICD-10 GM. https://www.dimdi.de/static/de/klassifikationen/icd/icd-10-gm/kode-suche/htmlgm2020/. Zugegriffen: 22. Dez. 2024.
Esser, G., & Petermann, F. (2010). *Entwicklungsdiagnostik.* Hogrefe.
Ellermann, W., & Hellbrück, J. (2004). *Hören.* Hogrefe.
Etrich, K. U. (2000). *Entwicklungsdiagnostik im Vorschulalter: Grundlagen- Verfahren- Neuentwicklungen- Screenings.* Hogrefe.
Feiler, M. (2019). *Professionelle und klinisches Reasoning in der Ergotherapie.* Thieme.
Flehming, I. (2019). *Normale Entwicklung des Säuglings und ihre Abweichungen.* Thieme.
Hasomed. (2019). *Reha-Com 6.9.* Hasomed.
Higgs, J., & Jones, M. A. (2008). *Clinical reasoning in the health professions.* Butterworth Heinemann.

Hollenweger, J., & Kraus de Carmargo, O. (2013). *ICF-CY: Internationale Klassifikation der Funktionsfähigkeit, Behinderung und Gesundheit bei Kindern und Jugendlichen*. Huber.

Hoffmann, E., & Löhle, M. (2004). *Erfolgreich Lernen*. Hogrefe.

Jessell, T. M., Kandel, E. R., & Schwartz, J. H. (2012). *Neurowissenschaften*. Spektrum.

Jörgens, S., & Niedeggen, M. (2005). *Visuelle Wahrnehmungsstörungen*. Hogrefe.

Kahle, W. (2018). *Taschenatlas der Anatomie Band 3, Nervensystem u. Sinnesorgane*. Thieme.

Kallus, K. W. (2010). *Erstellen von Fragebogen*. Falcultas.

Kandel, E. R., & Squire, L. R. (2007). *Gedächtnis*. Spektrum.

Kiphard, E. J. (2014). *Wie weit ist ein Kind entwickelt? Eine Anleitung zur Entwicklungsüberprüfung*. Modernes lernen.

Klemme, B., & Siegmann, S. (2014). *Clinical reasoning*. Thieme.

Knievel, J., Petermann, P., & Tischlert, L. (2010). *Nichtsprachliche Lernstörung*. Hogrefe.

Küspert, P., & Schneider, W. (2018). *Hören, lauschen lernen*. Vandenhoeck & Ruprecht.

Krauser, E. S. U. (2010). Die phonologische und auditive Verarbeitungskapazität bei dreijährigen Kindern mit ein und zweisprachigen Lesekontext. https://edoc.ub.uni-muenchen.de/11949/1/Krauser_Elke.pdf. Zugegriffen: 22. Dez. 2024.

Lauer, N. (2014). *Zentral-auditive Verarbeitungsstörung im Kindesalter*. Thieme.

Leschnik, A. (2010). *Trainingsprogramm für Kinder mit visuellen Wahrnehmungsstörungen*. Modernes lernen.

Lippert, H. (2017). *Anatomie, Text und Atlas*. Urban & Schwarzenberg.

Margraf-Stikrud, J. (2003). *Entwicklungsdiagnostik*. Huber.

Mattle, H., & Mumenthaler, M. (2013). *Neurologie*. Thieme.

Medwetsky, L. (2011). Spoken-language processing model: A more expansive view to examining auditory processing of spoken language. https://www.researchgate.net/publication/232149281_Spoken-language_processing_model_A_more_expansive_view_to_examining_auditory_processing_of_spoken_language. Zugegriffen: 22. Dez. 2024

Netter, F. H. (1987). *Nervensystem I und II*. Thieme.

Nickisch, A., Gross, M., Schönweiler, R., Uttenweiler, V. am Zehnhoff-Dinnesen, A., Berger, R., et al. (2007). Auditive Verarbeitungs- und Wahrnehmungsstörung. *HNO, 55*(1), 61–72.

Nickisch, A., Heber, D., & Burger-Gartner, J. (2016). *Auditive Verarbeitungs- und Wahrnehmungsstörungen (AVWS) bei Schulkindern: Diagnostik und Therapie*. Borgmann.

Paulig, M., & Prosiegel, M. (2002). *Klinische Hirnanatomie*. Pflaum.

Petermann, F. (1998). *Methodische Grundlagen der Entwicklungspsychologie*. Psychologie Union.

Petermann, F., & Macha, T. (2005). *Psychologische Tests für Kinderärzte*. Hogrefe.

Petermann, F., & Macha, T. (2008). *Entwicklungsdiagnostik*. Hogrefe.

Petermann, F., & Rudinger, G. (2002). *Quantitative und qualitative Methoden in der Entwicklung Psychologie*. Psychologie Union.

Poustka, F., Remschmidt, H., & Schmidt, M. (2017). *Multiaxiales Klassifikationsschema für psychische Störungen des Kindes- und Jugendalters nach ICD-10*. Hogrefe.

Pschyrembel, W. (2023). *Klinisches Wörterbuch*. de Gruyter.

Ptok, M. (2006). Auditive Verarbeitungs- und Wahrnehmungsstörung – Definition: Leitlinien der Deutschen Gesellschaft für Phoniatrie und Pädaudiologie. *HNO, 58*(6), 617–620.

Schuntermann, M. F. (2018). *Einführung in die ICF*. Ecomed.

Literatur

Stock, C., & Schneider, W. (2011). *PHONIT: Ein Trainingsprogramm zur Verbesserung der phonologischen Bewusstheit und Rechtschreibleistung im Grundschulalter.* Hogrefe.
Vester, F. (1998). *Denken, Lernen, Vergessen.* Dtv.
Zenner, H.-P. (1994). *Hören: Physiologie, Biochemie, Zell- und Neurobiologie.* Thieme.
Zimbardo, P. G. (2018). *Psychologie.* Pearson.

The manufacturer's authorised representative in the EU is Springer Nature Customer Service Centre GmbH, Europaplatz 3, 69115 Heidelberg, Germany. If you have any concerns regarding our products, please contact ProductSafety@springernature.com

Printed and bound by CPI Group (UK) Ltd, Croydon, CR0 4YY

25/03/2026

02078191-0005